W0255804

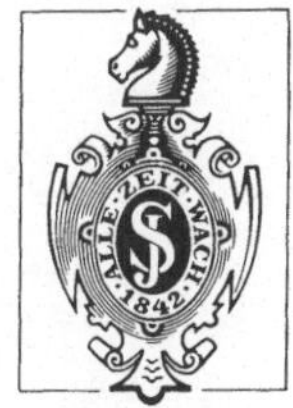
ALLE · ZEIT · WACH
1842

G. Ulmar (Hrsg.)

Psychiatrische Versorgungsperspektiven

Mit einem Vorwort von K. Ernst, Zürich

Springer-Verlag
Berlin Heidelberg New York
London Paris Tokyo
Hong Kong Barcelona
Budapest

G. ULMAR
Psychiatrisches Landeskrankenhaus
Heidelberger Str. 1 a
69155 Wiesloch

Mit 18 Abbildungen

ISBN-13: 978-3-540-58171-0 e-ISBN-13: 978-3-642-79097-3
DOI: 10.1007/978-3-642-79097-3

Satz: K+V Fotosatz GmbH, Beerfelden
25/3130 – 5 4 3 2 1 0 – Gedruckt auf säurefreiem Papier

Vorwort

Dies ist ein spannendes Buch – zumindest für alle, die als Betroffene oder als Betreuer, als Fachleute oder einfach als Staatsbürger sich ein Urteil darüber bilden wollen, ob in ihrem Land den psychisch Kranken, oder einem Teil von ihnen, Vernachlässigung droht.

Außerdem ist dieser Sammelband ein couragiertes Buch. Die Autoren beziehen pointiert Stellung, aber sie operieren mit überprüfbaren Zahlen. Sie kritisieren gelegentlich die Stellungnahmen von Kollegen, aber sie bleiben bei der Sache. Sie riskieren nicht selten, sich bei den Kostenträgern oder den Trägern ihrer Institutionen unbeliebt zu machen, aber sie lassen sich nicht davon abbringen, die hohen Raten an behandlungsbedürftigen schwerkranken Langzeitpatienten in Erinnerung zu rufen.

Perspektiven – das klingt zunächst teils bescheiden und teils intellektuell. Indessen merkt der Leser: die historischen Kenntnisse der Autoren vermitteln tatsächlich jene zeitliche Perspektive, ohne welche die psychiatrische Gegenwart unverständlich bleibt. Und der Einbezug von Beiträgen aus dem französischen Département Haut-Rhin und aus Leipzig eröffnet räumliche Perspektiven über die westdeutschen Grenzen hinaus.

Durch die Vielfalt der beschriebenen Strukturen und Gesichtspunkte zieht sich wie ein roter Faden die Sorge um das künftige Schicksal der Chronischkranken und Behinderten. Diese Sorge ist nicht überflüssig. Wir leben in einer Zeit, da die Entscheidung über das Ob und Wie von Behandlung, Pflege und Unterbringung aus wirtschaftlichen Gründen immer mehr aus der ärztlichen in die administrative Hand übergeht. Viele von uns beobachten, wie ihr Staat sich via Privatisierung sachte aus seiner Pflicht zur Aufsicht über die Unterbringung Schwerkranker und Behinderter zurückzieht.

Die Beiträge des vorliegenden Bandes stammen von leitenden Ärzten, die nicht nur ihren eigenen Betrieb im Auge haben, sondern die auch die übrigen psychiatrischen Ressourcen ihres geographischen Verantwortungsbereiches überblicken. Es geht in diesem Buch aber nicht mehr nur um die – früher oft zentrale – Frage: „Wie sorge ich dafür, daß gute psychiatrische Institutionen entstehen?", was relativ leicht zu beantworten ist, wenn ich die schwierigsten Patienten nicht aufnehmen muß und die chronifizierenden ins Abseits entlassen darf. Sondern es geht jetzt um die weit dringlichere Frage: „Wie sorge ich dafür, daß gute psychiatrische Institutionen für alle, die sie nötig haben, faktisch erreichbar bleiben?"

Mit diesem Ansatz, der keine Gruppe der real existierenden psychisch Kranken vergißt, wird das alte Planungsziel „Humanisierung der psychiatrischen Institution" erweitert zum umfassenderen Ziel „Humanisierung der psychiatrischen Region". Zwar legt keiner der Autoren das Rezept vor, wie derartige Forderungen politisch erfolgreich zu verwirklichen sind. Aber es gelingt den Autoren, den Blick des Lesers zu schärfen für das Hoffnungsvolle und Bedenkliche, das in den psychiatrischen Versorgungsregionen heute vor sich geht, und für das Funktionieren der Weichen, die von den Gesetzgebern, Ministerien und Gerichten jetzt gestellt werden.

PROF. DR. MED. K. ERNST,
ZÜRICH

Inhaltsverzeichnis

Autorenverzeichnis

DEUTSCH, J. P.
Centre Hospitalier Spécialisé, F-68250 Rouffach

DIETSCH, P., Dr. med.
Psychiatrische Klinik des Bürgerhospitals, 70191 Stuttgart

FISCHER, J., Dr. med.
Psychiatrische Klinik des Bürgerhospitals, 70191 Stuttgart

HIRSCH, Cornelia, Dr. med. habil
Lilienstr. 39, 04315 Leipzig

HUBER, J. P., Dr. med.
Centre Hospitalier Spécialisé, F-68250 Rouffach

KRISOR, M., Dr. med. Dipl.-Psych.
St.-Marien-Hospital-Eickel, 44651 Herne

KUNZE, H., Prof. Dr. med.
Psychiatrisches Krankenhaus Merxhausen, 34308 Bad Emstal

SCHNEIDER, H., Prof. Dr. med.
Psychiatrische Abteilung am Kreiskrankenhaus, 72250 Freudenstadt

TÄSCHNER, K. L., Prof. Dr. med.
Psychiatrische Klinik des Bürgerhospitals, 70191 Stuttgart

ULMAR, G., Prof. Dr. med. Dipl.-Psych.
Psychiatrisches Landeskrankenhaus, 69155 Wiesloch

WERNER, W., Prof. Dr. med.
Psychiatrisches Landeskrankenhaus, 66663 Merzig (Saar)

Einleitung

G. Ulmar

Historisches zur psychiatrischen Versorgung

In der ersten Hälfte des 19. Jahrhunderts wurden Nervenleiden als Krankheiten erkannt und medizinischer Kompetenz zugeführt. Mit dem Anwachsen der Bevölkerung und zunehmender Urbanisierung wurden größere psychiatrische Einrichtungen notwendig. Während die Gemeinden sich für die gesundheitliche Versorgung ihrer körperlich kranken Mitbürger weiterhin engagierten, z. B. selbst Krankenhäuser unterhielten, ging die Zuständigkeit für die psychiatrische Versorgung an überörtliche Verbände oder an den Staat selbst über. In Württemberg griff man auf mit der Säkularisierung freiwerdende Klosteranlagen zurück (Zwiefalten, Schussenried, Weissenau), in Baden wurden in Illenau/Achern, Reichenau, Emmendingen und Wiesloch Heil- und Pflegeanstalten nach dem Vorbild von Charenton neu errichtet. Die ländlichen Standorte dieser Krankenhäuser dienten durchaus nicht der Ausgrenzung, vielmehr orientierten sich maßgebende Psychiater jener Zeit in ökologisch anmutender Sichtweise am Kulturpessimismus Rousseaus, nach dem die Zivilisation den Menschen verderbe, die Natur aber seine innere Harmonie fördere.

Es stellte damals einen Fortschritt dar, daß Ärzte die Zuständigkeit für psychisch Kranke übernahmen, die Betreuung durch Fachpersonal erfolgte und der dörfliche Charakter der neuen Großkrankenhäuser diverse Beschäftigungsmöglichkeiten in Gewerken und der Landwirtschaft bot. Die bei Schizophrenien in jener Zeit zumeist notwendige Dauerbehandlung führte aber dazu, daß hospitalisierte Kranke bei ihren Familien und in ihren Wohngemeinden schließlich in Vergessenheit gerieten.

Vermutlich hat diese Entwurzelung, da sich Angehörige und Gemeinden für das Schicksal ihrer psychisch kranken Mitbürger nicht mehr verantwortlich fühlten, auch die Vernichtungskampagnen gegen die Geisteskranken unter dem Naziregime begünstigt [11].

Eine Trendumkehr erfolgte erst nach 1960 mit dem Beginn der Psychopharmakaära und dem Ausbau des Heim- und Werkstattangebots im Rahmen der aufkommenden Sozialpsychiatrie. Aufgerüttelt wurde das öffentliche Interesse auch durch die Antipsychiatrie, welche nachdrücklich auf unzulängliche Betreuungsbedingungen in einigen stationären Einrichtungen hinwies.

Tabelle 1. Empfehlungen der Expertenkommission der Bundesregierung vom 11. Nov. 1988

Die Empfehlungen werden als Fortschreibung der Psychiatrie-Enquête von 1975 verstanden. Deren Forderungen lauteten: eine gemeindenahe Versorgung, 2. ein bedarfsgerechtes Versorgungsangebot, 3. die Koordination der Versorgungsdienste auf Gebietsebene, 4. eine Gleichstellung psychisch Kranker mit körperlich Kranken.

Empfehlungen:

1. Aus- und Aufbau des *Gemeindepsychiatrischen Verbundes* zugunsten der Versorgung chronisch psychisch Kranker.
2. *Enthospitalisierung* von in psychiatrischen Krankenhäusern betreuten Langzeitpatienten und deren Rückführung in die Gemeinde.
3. Weiterer Aufbau *beschützter Wohnangebote* für chronisch psychisch Kranke und Behinderte einschließlich Abhängigkeitskranker.
4. Weitere *Verkleinerung psychiatrischer Krankenhäuser* und *Aufbau psychiatrischer Abteilungen* an Allgemeinkrankenhäusern mit Versorgungspflicht für eine durch kommunale Grenzen definierte Region.
5. Entwicklung des Gebietes *Kinder- und Jugendpsychiatrie.*
6. Förderung der *Gerontopsychiatrie.*

Ausgeklammert im stationären Bereich bleiben 1. psychisch Kranke im Maßregel- und Strafvollzug, 2. geistig Behinderte, 3. Epilepsiekranke, 4. die Psychiatrischen Unversitätskliniken.

Von Frankreich ausgehend hat sich der Gedanke einer Rekommunalisierung psychiatrischer Versorgung nach einem Sektorprinzip ausgebreitet. Dabei werden alle psychiatrischen Dienste in einem Landkreis oder Stadtbezirk angeboten, so daß die Verantwortung bei der Herkunftsgemeinde verbleibt und Versorgungskontinuität auch für chronisch psychisch kranke Bürger und Suchtkranke sichergestellt ist. Die Psychiatrie-Enquête von 1975 und noch eindeutiger die Empfehlungen der Expertenkommission von 1988 unterstreichen die Bedeutung einer gemeindenahen Pflichtversorgung von Langzeitpatienten in durch regionale oder Stadtteilgrenzen definierten Regionen (Tabelle 1).

Mit der Schaffung psychiatrischer Abteilungen an Allgemeinkrankenhäusern hat sich die Zahl der Behandlungsplätze in den Landeskrankenhäusern zwischen 1975 und 1985 um rund ein Drittel verringert. Psychiatrische Abteilungen, von denen es 1980 61, 1989 schon rund 100 in der Bundesrepublik gab, betreiben für akut psychisch Kranke eine gemeindenahe, in die somatische Medizin eng integrierte stationäre Psychiatrie. Überwiegend leisten die neuen Abteilungen aber keine Vollversorgung, d.h. sie übernehmen keine Aufnahmepflicht für alle 100000 bis 150000 Einwohner in einem geographisch definierten „Standardversorgungsgebiet“. Auch sind sie infolge ihrer geringen Größe außerstande, eine patientendienliche Binnendifferenzierung vorzunehmen. Gleichwohl tendieren Kommunen dazu, „ihre“ städtische Abteilung zum alleinigen Ansprechpartner zu machen und die planerische Kooperation mit dem weiter pflichtversorgenden Landeskrankenhaus zu vernachlässigen. Der frühere Konflikt zwischen Anstaltspsychiatern wie *Roller* und *Laehr* und Universitätspsychiatern wie *Griesinger*, welcher Stadtasyle für heilbare psychisch Kranke, ländliche Dauerasyle aber für Unheilbare und Schwachsinnige forderte, gewann neue Aktualität: Versorgungsrechte gegenüber prognostisch günstigen Kranken wurden von Neuinstitutionen übernommen, Versorgungspflichten hingegen den baulich und personell benachteiligten und abgelegenen Großkrankenhäusern belassen [2, 5, 12].

Aktuelle Versorgungssituation

Die Abgeschiedenheit der großen psychiatrischen Krankenhäuser am Rande oder außerhalb von Ballungsräumen stellt sich unter dem Aspekt der Gemeindenähe, welche das soziale Umfeld und den Erhalt sozialer Bindungen als Therapievariablen einbezieht [6], aus heutiger Sicht als Versorgungshandicap dar.

Funktionierende Ansätze für eine Rekommunalisierung und Sektorversorgung gibt es dort, wo die Großkrankenhäuser als regional versorgungspflichtige Zentren in die weitere Planung maßgeblich und koordinierend einbezogen wurden. Dies geschah vor allem in Bremen, Berlin, Hessen und dem Saarland.

In Baden-Württemberg gibt es offiziell keine geographisch definierten Pflichtversorgungsgebiete. Zugleich geht das Ministerium aber von der Erfordernis aus, daß die großen psychiatrischen Krankenhäuser Vollversorgung betreiben. Eine „noch bessere regionale Verteilung“ des Gesamtkontingents der Betten wird durch neue psychiatrische Abteilungen an Allgemeinkrankenhäusern in Heidenheim, Ellwangen und Lörrach vorgesehen. Die Versorgungsplanung soll über örtliche Psychiatriearbeitskreise und einen gemeindepsychiatrischen Verbund konkretisiert und weitere Aufgaben vorrangig an bestehende Einrichtungen angebunden werden.

Forderungen der Anstaltspsychiater nach Institutsambulanzen, welche die für chronisch psychisch Kranke wichtige Beziehungs- und Behandlungskontinuität sichern, blieben in Baden-Württemberg unberücksichtigt. Statt dessen hat das Land ambulante sozialpsychiatrische Dienste mit einem Schlüssel 1 : 50000 errichtet, diese aber nicht – wie z. B. in England und Frankreich – unter ärztliche Leitung gestellt und den vollversorgenden Krankenhäusern angegliedert. Mitversorger in freier oder kommunaler Trägerschaft sind im ambulanten, komplementären und stationären Bereich auf den Plan getreten, und das Land trat gewachsene Kompetenzen und Koordinatorfunktionen seiner Krankenhäuser an andere ab, ohne Versorgungspflichten zu präzisieren und

– wie in Westfalen-Lippe und dem Rheinland – vertraglich zu regeln. Den baden-württembergischen Landeskrankenhäusern verbleibt nach der Philosophie des Trägers lediglich ein Subsidiarauftrag für Aufgaben der Geisteskranken- und Suchtkrankenfürsorge solange, bis sich hierfür in einem Stadt- oder Landkreis, in einem „gemeindepsychiatrischen Verbund" ein anderer Interessent angemeldet hat.

Von insgesamt 6341 psychiatrischen Krankenhausbetten in Baden-Württemberg werden 4640 (73%) durch die 9 Landeskrankenhäuser und die beiden pflichtversorgenden Fachkrankenhäuser in Göppingen und Rottenmünster gestellt, 815 Psychiatriebetten (11%) befinden sich in den Hochschulkliniken in Heidelberg, Freiburg, Tübingen und Mannheim und 886 (12%) in psychiatrischen Abteilungen an Allgemeinkrankenhäusern in Stuttgart, Nürtingen, Sigmaringen, Karlsruhe, Ludwigsburg, Tauberbischofsheim und Freudenstadt, von denen lediglich die beiden letzten Vollversorgung für ihren Landkreis betreiben.

Pflegefallbereiche an den Landeskrankenhäusern umfassen insgesamt 1570 Betten (1991). Sie werden seit einigen Jahren aus betriebswirtschaftlichen Gründen als „Heimbereich" räumlich getrennt von den KHG-Betten betrieben. Die unterschiedliche Größe der Pflegefallbereiche der baden-württembergischen Landeskrankenhäuser (Abb. 1) reflektiert langjährige eigenständige Entwicklungen und individuelle regionale Versorgungsbedürfnisse und Versorgungstraditionen. Die psychiatrischen Krankenhäuser wirken in diesem Bereich als Asyl, als „benevolent institution". Deren wichtige Therapie- und Schutzfunktion findet in der englischen Sozialpsychiatrie [7, 14], aber auch in Deutschland [13] zunehmend Wiederbeachtung.

Da in therapeutischen Wohn- und Pflegeheimen geschlossene Bereiche für nicht absprachefähige und desorientierte Kranke bisher nicht eingerichtet sind, können in Nordbaden die Landeskrankenhäuser für diese Klientel nur Entlastung durch die 3 Kreispflegeheime in Weinheim, Sinsheim und Hub-Ottersweier bei Baden-Baden erfahren, die jeweils rund 300 Plätze, darunter auch geschlossene Heimplätze anbieten.

In den vergangenen Jahren hat sich in Baden-Württemberg, leider ohne ausreichende Planungsbeteiligung der vollversorgenden Fachkrankenhäuser, ein zusätzliches Angebot durch Abteilungen und komplementäre Einrichtungen entwickelt. Infolge begrenzter Platzkapazität und fehlender Aufnahmepflicht dieser Institutionen werden jedoch die Versorgungskrankenhäuser nicht qualitativ, d. h. in allen Bereichen, sondern allenfalls quantitativ entlastet. Die Landeskrankenhäuser wurden hierdurch zunehmend in die Rolle gemeindeferner Auffangeinrichtungen gedrängt, die nach einem Überlaufprinzip mehr und mehr prognostisch ungünstige Patientengruppen, wie chronisch Schizophrene, fortgeschritten Demente und hirnorganisch geschädigte und depravierte Suchtkranke, aufnehmen. Eine derartige Entwicklung, die sich jetzt in den neuen

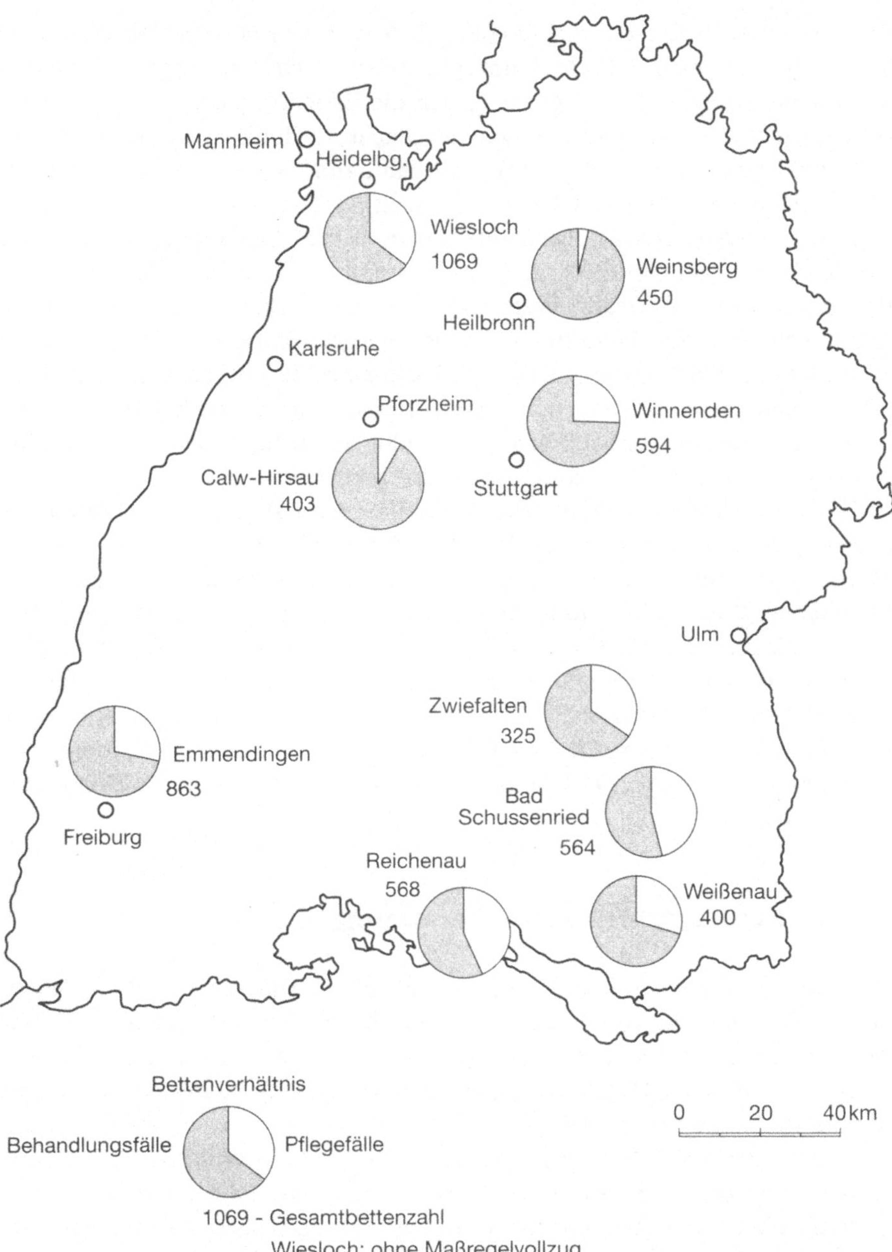

Abb. 1. Psychiatrische Landeskrankenhäuser in Baden-Württemberg. Die Zahlen nennen die Gesamtbettenzahl (Wiesloch = ohne Maßregelvollzug). Behandlungsfälle ▩, Pflegefälle □

Bundesländern fortsetzt, war absehbar: Schon in den 60er Jahren hatte man in Skandinavien über größere Bauprogramme versucht, die Psychiatrie zu modernisieren. In Schweden zeigte sich, daß die Errichtung eines Netzes kleiner Abteilungen eine Aufspaltung in eine „leichte" Klinikpsychiatrie und eine „schwere" Anstaltspsychiatrie nach sich zieht, zum Nachteil für die chronisch psychisch Kranken [9, 10]. Gleichzeitig lagen positive Berichte aus Dänemark vor, wo sich Neubauten mit ca. 350 Betten in dichter Anlehnung an allgemeine Krankenhäuser im Hinblick auf eine leistungs- und differenzierungsfähige Psychiatrie sehr gut bewährt hatten [4]. Lediglich in Bayern hat man diese Erfahrungen und die Forderung der Bundespsychiatrie-Enquête von 1975 – mindestens 200 Betten, um eine patientengerechte und an den therapeutischen Bedürfnissen orientierte interne Differenzierung vornehmen zu können – bei der Neuerrichtung der großen Abteilungen in Ingolstadt und Landshut sowie des Bezirkskrankenhauses Augsburg berücksichtigt.

Durch eine Träger- und Kostenträgervielfalt bedingt, ist es in der Bundesrepublik – anders als z. T. in Frankreich – bisher nirgends gelungen, eine Verzahnung der administrativ völlig unabhängigen Institutionen und einen Mauerabbruch zwischen ambulanter und stationärer Psychiatrie zugunsten eines einzigen, funktionell gegliederten Behandlungsteams zu realisieren. Nur ausnahmsweise haben sich die niedergelassenen Nervenärzte in sektorielle Versorgungskonzepte einbeziehen lassen. Mehr oder weniger fortgeschrittene Ansätze für eine Sektorversorgung gibt es in Hannover, Bremen, Hamburg, Berlin, Merzig, Offenbach, Darmstadt und Kassel sowie in den neuen Bundesländern in Leipzig.

Perspektiven psychiatrischer Versorgung

Die Praxis der Versorgung und Behandlung hat am Ende unseres Jahrhunderts mit der Entwicklung von Regionalisierungsplänen für die psychiatrische Versorgung ihre zuverlässige Richtung gefunden. Zu erwähnen aber ist eine Verwirrung der Anschauungen über die ärztliche Aufgabe und die gesundheitspolitische Rolle der Psychiatrie [3].

In den letzten 2 Jahrzehnten wurde es zur Mode, psychiatrische Krankenhäuser einlastig als oppressive Institutionen („Dinosaurier") zu denunzieren, in denen die Freiheit und Würde des Individuums geringer geachtet würde als etwa in den (bei weit höheren Pflegesätzen besser ausgestatteten) städtischen psychiatrischen Abteilungen, von denen allerdings nur ein gutes Drittel eine regionale Pflichtversorgung praktiziert [1]. Einige Krankenhausträger in Nordrhein-Westfalen und Schleswig-Holstein haben den Abteilungsgedanken von Kreiskrankenhäusern auf die psychiatrischen Krankenhäuser übertragen. Sie erhoben Funktionsbereiche für Akutpsychiatrie, Suchtbehandlung, Psychotherapie, Gerontopsychiatrie usw. zu chefärztlich geleiteten autonomen Abteilungen, mit dem Resultat, daß der ärztliche Einfluß in der Krankenhausleitung erheblich geschwächt wird und daß sich eine ungute Zergliederung des Gesamtfachs Psychiatrie abzeichnet. Das tradierte Versorgungsprinzip der Heil- und Pflegeanstalt ist vom Auseinanderbrechen bedroht. Vieles spricht dafür, daß dieses in seinem Kern humane Prinzip modernisiert, aber nicht aufgegeben werden sollte. Versorgungserfahrungen der letzten Jahre aus England [14] und den USA [7] verdeutlichen, daß psychisch Kranke in einer offenen pluralistischen Gesellschaft mit dem Autonomieprinzip überfordert sind [8] und daß ein Verzicht auf das Fürsorgeprinzip des Paternalismus psychisch Schwerbehinderte stärker als bisher schon benachteiligt und nicht selten in die Obdachlosigkeit entläßt.

In den folgenden Kapiteln kommen Versorgungsrealitäten und -perspektiven in einer Anzahl von Regionen zur Darstellung. Dabei wurde versucht, ein breites Spektrum individueller Strategien und Umsetzungsmöglichkeiten zu umgreifen, z. B. Spezialisierung vs. Binnengliederung nach Herkunftssektoren. Grundgedanke war in jedem Fall die psychiatrische stationäre Vollversorgung der Region durch eine oder mehrere Kliniken und die gleichzeitige Entwicklung begleitender komplementärer und ambulanter Dienste. Überwiegend handelt es sich um Beiträge einer Vortragsreihe, die 1990/91 im Psychiatrischen Landeskrankenhaus Wiesloch veranstaltet wurde.

Kunze (Merxhausen) führt in den Themenkreis ein mit einer Schilderung des Funktionswandels psychiatrischer Krankenhäuser seit der Ära der Anstaltsgründungen bis in unsere Zeit. *Huber* und *Deutsch* (Rouffach) berichten über das psychiatrische Versorgungssystem eines elsässischen Départements. *Schneider* (Freudenstadt) und *Krisor* (Herne) schildern die Situation sektorversorgender psychiatrischer Abteilungen mit geringer bzw. ganz ohne Binnendifferenzierung. *Hirsch* gibt einen Überblick über die schon zu DDR-Zeiten modellhafte Psychiatrieversorgung und das Basisklinikkonzept ihrer Heimatstadt Leipzig. Die Versorgungslage der baden-württembergischen Ballungsräume Stuttgart, Karlsruhe und Mannheim ist das Thema der Beiträge von *Täschner*, *Dietsch* und *Fischer* (Stuttgart) und von *Ulmar* (Wiesloch). Abschließend gibt *Werner* (Merzig) eine Darstellung des in Deutschland bisher weitreichendsten Stufenprojekts eines psychiatrischen Großkrankenhauses zur Dezentralisierung seiner Aufgaben.

Literatur

1. Bauer M (1992) Die Bedeutung psychiatrischer Abteilungen an Allgemeinkrankenhäusern in der Versorgung. In: Picard W, Reimer F (Hrsg) Grundlagen und Gestaltungsmöglichkeiten der Versorgung psychisch Kranker und Behinderter. Rheinland-Verlag, Köln, S 57–68
2. Gerstenberg M (1982) Regionalversorgung und die psychiatrische Abteilung am Allgemeinkrankenhaus. In: Laux G, Reimer F (Hrsg) Klinische Psychiatrie. Hippokrates, Stuttgart, S 47–60
3. Heimann H (1991) Die Psychiatrie am Ende des 20. Jahrhunderts. In: Ciompi L, Heimann H (Hrsg) Psychiatrie am Scheideweg. Springer, Berlin Heidelberg New York Tokyo, S 115–124
4. Huber G (1972) Zukunftsperspektiven einer Struktur der psychiatrischen Versorgung in Deutschland. Fortschr Neurol Psychiatr 40:515–533
5. Kunze H (1982) Chronisch psychisch Kranke und Behinderte im Abseits der Psychiatrie-Reform. In: Laux G, Reimer F (Hrsg) Klinische Psychiatrie. Hippokrates, Stuttgart, S 78–91
6. Melchinger H (1984) Strukturen stationär psychiatrischer Versorgung in einer Großregion. Enke, Stuttgart
7. O'Driscoll C, Marshall J, Reed J (1990) Chronically inpatients in a District General Hospital unit. Br J Psychiatry 157:694–702
8. Richter G (1992) Autonomie und Paternalismus – zur Verantwortung des medizinischen Handelns. Ethik Med 4:27–36
9. Siedow H (1972) Das psychiatrische Versorgungssystem in Schweden. Spektrum 1:29–33
10. Strömgen E (1965) Stand und Entwicklungstendenzen der skandinavischen Anstaltspsychiatrie. 6. Psychiater-Tagung Landschaftsverband Rheinland, Abt. Gesundheitspflege, Köln
11. Tölle R (1987) Das Doppelgesicht von gemeindenaher Psychiatrie und Gemeindepsychiatrie. Spektrum 16:91–96
12. Ulmar G (1986) Psychiatrieperspektiven 1985–2000. Spektrum 15:113–114
13. Weise K (1990) Bewahrenswertes in der Psychiatrie der DDR. Sozialpsychiatrische Informationen 20/3:3–6
14. Wing JK (1990) The functions of asylum. Br J Psychiatry 157:882–887

Funktionswandel des psychiatrischen Krankenhauses

H. Kunze

„Man ist leicht ungerecht gegenüber hart arbeitendem engagiertem Personal, das selber unter Bedingungen der Vernachlässigung und des mangelnden Interesses durch die Außenwelt arbeitet – und es ist gleichermaßen leicht, äußerlich apathische Patienten im Wahrnehmungsgrad ihrer eigenen sozialen Deprivation zu unterschätzen, weil sie sich nicht beklagen“ [37].

Die in psychiatrischen Krankenhäusern Tätigen einschließlich der für sie Verantwortlichen hatten in den letzten Jahren doppelte Kritik zu ertragen. Denn der Zeiger der Schuld ist auf das Krankenhaus gerichtet: So wird das Opfer als Täter beschuldigt, indem die dort Tätigen einerseits von der Gesellschaft vernachlässigt und andererseits für all die psychiatrischen und sozialen Probleme von auffälligen Menschen zuständig gemacht werden.

Ein Streifzug durch die Geschichte der psychiatrischen Anstalten zeigt auf, wie alt viele heute aktuelle Probleme der Reform sind – nur werden z. T. andere Begriffe verwendet.

Die Darstellung der Entwicklung des psychiatrischen Krankenhauses von der Anstalts- zur gemeindezentrierten Versorgung erfolgt unter den Blickwinkeln:

- interne Reformschritte der Institution,
- Auflösung der totalen Restverantwortlichkeit des psychiatrischen Krankenhauses für eine riesige Region,
- geht es den psychisch Kranken und ihren Angehörigen besser?
- werden Gruppen von schwierigen Kranken aus der Zuständigkeit der Psychiatrie ausgegrenzt in die forensische Psychiatrie, in Gefängnisse oder in die Obdachlosigkeit?

Psychiatrische Anstalten wurden ab der ersten Hälfte des vorigen Jahrhunderts u. a. deshalb gegründet, weil die Öffentlichkeit die Unterbringung psychisch Kranker zu Hause, in Arbeits- und Armenhäusern, Heimen, Gefängnissen als untragbar ansah. Wer infolge psychischer Erkrankung hilfebedürftig wurde, nicht arbeitete, umherwanderte oder Normen und Gesetze verletzte, sollte anders behandelt werden als andere Hilfebedürftige, Arbeitsscheue, Nichtseßhafte, Auffällige oder Gesetzesbrecher [3, 7, 11, 15, 17, 29, 30].

Psychiatrische Heilanstalten galten im vorigen Jahrhundert als humanitäre Errungenschaften für die Heilbaren unter den Außenseitern der Gesellschaft.

Sie waren zunächst klein (in den USA galt als Obergrenze die Platzzahl von 200) und therapeutisch aktiv, und sie entwickelten abgestufte Versorgungsformen (z. B. Außenstellen mit Landwirtschaft), Familienpflege, Außenfürsorge. Im Umkreis vieler Anstalten gab es aktive Hilfsvereine.

Was geschieht mit den Kranken, die in überschaubaren Zeiträumen nicht wieder gesund werden oder soweit gebessert sind, daß sie entlassen werden können? Jeder will für die „Heilbaren" zuständig sein – und wer ist für die „Unheilbaren" zuständig? Wo bleiben die „Unheilbaren"? Heute heißen sie: „Pfegefälle, unmotivierte, unkooperative Patienten, Obdachlose" [21, 24].

Die damalige Diskussion um die Konsequenzen für die Aufgaben und die Struktur psychiatrischer Anstalten verbindet sich mit den Namen *Langermann* („getrennte Heil- und Pflegeanstalt"), *Roller, Damerow* („relativ verbundene Heil- und Pflegeanstalt") und *von Gudden* („gemischte Anstalt") [38]. Die Errichtung von selbständigen Pflegeanstalten für „Unheilbare" wurde schließlich verworfen. Die Argumente formulierte der amerikanische Anstaltspsychiater *Kirkbridge* 1854 folgendermaßen [zitiert nach 15]: *„Der erste wichtige Einwand gegen eine solche Trennung ist, daß niemand mit ausreichender Sicherheit sagen kann, wer unheilbar ist; und irgend jemand in eine Einrichtung solcher Art zu verdammen bedeutet, ihn völliger Hoffnungslosigkeit zu überantworten. ...*

Glücklicherweise sind exakt dieselbe Art von Mitteln erforderlich für die beste Betreuung und die Behandlung von Heilbaren und Unheilbaren und man kann ebensoviel Geschick zeigen bei der einsichtsvollen Pflege für die letzteren wie für die ersteren".

Griesinger (1868/69) gab dieser Auseinandersetzung um die Versorgung „Heilbarer" und „Unheilbarer" eine andere, heute noch – oder wieder – aktuelle Perspektive. Er ging davon aus, daß bei kurzdauernden und langdauernden Erkrankungen auch unterschiedliche Versorgungsbedürfnisse und damit auch verschiedene Organisationsformen erforderlich seien: nicht „Ausgrenzung Unheilbarer vermeiden", sondern Differenzierung gemäß verlaufsbedingt verschiedenen Bedürfnissen. Für kurzdauernde Aufenthalte schlug er die „Stadtasyle" vor, den psychiatrischen Anstalten wies er die längerfristige Versorgung zu. Doch setzte sich *Laehr*, der die Mehrheit der Anstaltsdirektoren repräsentierte, gegen *Griesinger* durch. Damit wurde das Konzept der integrierten „Heil- und Pflegeanstalt" zum allgemein gültigen Anstaltstyp. Eine Entwicklungsmöglichkeit zu mehr Wohnortnähe und Integration der Psychiatrie in die Medizin war auf Jahrzehnte blockiert [7, 16, 34, 38].

Niedergang der Anstalten

Der Verzicht auf stärkere Differenzierung der psychiatrischen Versorgung trug entscheidend dazu bei, daß das Größenwachstum und die Überbelegung der

Anstalten außer Kontrolle gerieten und damit in den meisten Heil- und Pflegeanstalten Verhältnisse entstanden, wie sie durch die Ablehnung von reinen Pflegeanstalten verhindert werden sollten.

Während bis zum Ersten Weltkrieg verhältnismäßig viel Geld für psychiatrische Anstalten aufgebracht wurde, änderte sich dies von da an. Gegen Ende des Ersten Weltkrieges brachten Huntersnot und Seuchen (vor allem Tuberkulose und Typhus) vielen Patienten den Tod. Während der Weimarer Zeit hatten viele Anstalten mit wirtschaftlichen Schwierigkeiten zu kämpfen, nur noch einzelne wurden neu gebaut (z. B. Gütersloh). Gleich zu Beginn des Dritten Reiches wurde die Zwangssterilisierung psychisch Kranker und geistig Behinderter eingeführt. Nach Beginn des Zweiten Weltkrieges wurden über die Hälfte der Anstaltsinsassen durch Gaskammer, Hungerkost und Seuchen ermordet. „Erbbiologisch minderwertige Menschen", „Ballastexistenzen", „unnütze Esser" paßten nicht in die nationale Anstrengung des Krieges. Die verbleibenden Patienten wurden noch enger zusammengepfercht, um möglichst viele Gebäude für Kriegslazarette freizumachen. Zum Beispiel sank in der Landesheilanstalt Merxhausen die Zahl der Patienten von einem Maximum von 1400 kurz vor dem Kriege auf etwa 400 im Jahre 1945, für die dann noch 2 Ärzte und 40 Pflegekräfte zur Verfügung standen.

Erste Ansätze zur Aufarbeitung der Verbrechen an der Menschlichkeit im Bereich der Psychiatrie und der übrigen Medizin gingen in der Restauration unter, die mit der Gründung der Bundesrepublik einsetzte (vgl. die Schicksale der Bücher von *Schmidt*: Selektion in der Heilanstalt [32] sowie *Mitscherlich* u. *Mielke*: Medizin ohne Menschlichkeit [27], dazu: *Schmidt* [33]).

Die Verdrängung des Themas Euthanasie trug dazu bei, daß die psychiatrische Versorgung tabuisiert blieb und in den Wiederaufbau nicht einbezogen wurde. Erst 1970 machte die Deutsche Gesellschaft für Psychiatrie und Nervenheilkunde (DGPN) die Mißstände der psychiatrischen Versorgung, speziell in psychiatrischen Anstalten, zum Hauptthema ihres Jahreskongresses [9]. Der Mannheimer Kreis, die Deutsche Gesellschaft für Soziale Psychiatrie (DGSP) sowie die Aktion Psychisch Kranke wurde gegründet [8]. Der Bundestag befaßte sich erstmals mit dem Thema und stellte die Weichen für die Psychiatrie-Enquête, in welcher 1975 auf „menschenunwürdige Verhältnisse", „brutale Realitäten" in den psychiatrischen Krankenhäusern und auf das völlige Defizit von wohnortnahen anderen Hilfsformen hingewiesen wurde [6].

Von der Anstalt zum Krankenhaus

In der Bundesrepublik wurde inzwischen angelsächsische Literatur gelesen, die deutlich macht, welch großer Anteil von Symptomen und Behinderungen bei psychisch Kranken in Anstalten ein Produkt der Umgebung und nicht primär krankheitsbedingt ist (*Stanton* u. *Schwartz* [35]; *Barton*: „Institutional Neurosis“ [2]; *Goffman*: „Totale Institution“ [14]; *Freudenberg*: „Anstaltssyndrom“ [12]; *Wing* u. *Brown*: „Institutionalismus“ [37]).

Die therapeutische Wirkung des Krankenhausmilieus (Schutz- und Schonraum vor Sanktionen der Gesellschaft und vor Überforderung, Therapieraum), wie sie ursprünglich von den Heilanstalten im vorigen Jahrundert kultiviert worden war, wurde weniger beachtet (*Jones*: „Therapeutische Gemeinschaft“ [18]; *Cumming* u. *Cumming*: „Milieutherapie“ [5]).

Erster Reformabschnitt: Bauen und therapeutische Qualifizierung

Nach der Psychiatrie-Enquête [6] stand zunächst Bauen und die interne Umstrukturierung nach therapeutischen Gesichtspunkten im Vordergrund.

Neue Berufsgruppen (Psychologen, Sozialarbeiter, Bewegungstherapeuten u. a.) kamen hinzu – aus der Sicht der Krankenhäuser teils als Notlösung bei nicht besetzbaren Arztstellen, teils mit dem Ziel, mehrdimensionale Therapieformen einzuführen [31].

Voraussetzung für diese Veränderungen war eine drastische Absenkung der Belegung, um Handlungsspielraum zu gewinnen. Die Anstalten besannen sich darauf, daß sie *nur* Krankenhäuser sein wollten und verlegten Zehntausende von nicht mehr „krankenhausbehandlungsbedürftigen“ Patienten, sog. Pflegefälle, in Heime. Für einen Teil der verlegten Patienten war es zwar ein relativer Fortschritt, wenn sie aus einem Schlafsaal von 20 Betten und einer rigiden kustodialen Station in ein Heim mit Zwei- oder Dreibettzimmern mit nur geringer Beaufsichtigung (infolge von Personalmangel) kamen. Für viele, die stärker behindert waren, verlagerte sich das Hospitalismusproblem der Anstalten lediglich aus der Zuständigkeit der Psychiatrie in außerpsychiatrische Behinderteneinrichtungen, und die psychisch und sozial Schwerstbehinderten unter den Patienten gerieten ins Abseits der Psychiatriereform [19, 22, 23].

Durch Absenkung der Belegungsdichte einerseits und Baumaßnahmen andererseits wurde Handlungsspielraum zur inneren Gliederung der Krankenhäuser nach therapeutischen Gesichtspunkten (Funktionsbereiche) gewonnen, so daß Patienten unterschiedlicher Altersstufen (von Kindern bis zu Alten) und unterschiedlichster Erkrankungen und Behinderungen eine differenzierte und qualifizierte Betreuung erfuhren. Es entstanden Funktionsbereiche für Akutbehandlung und Langzeitbehandlung, für Suchtkranke und gerontopsychiatrisch Kranke, und auf den Stationen wurden zunehmend Frauen und Männer zusammen behandelt [31].

Zweiter Reformabschnitt: gemeindepsychiatrische Orientierung

Eine erste Reduktion der Unübersichtlichkeit des Krankenhauses konnte durch innere Sektorisierung erreicht werden: Stationsketten wurden Teilen des Einzugsbereichs zugeordnet. Dies ermöglichte eine bessere Kenntnis der Lebensverhältnisse und sozialen Beziehungen von Patienten sowie der psychiatrischen, medizinischen und sozialen Hilfeinstitutionen im Heimatort der Patienten und die Konstanz therapeutischer Beziehungen bei wiederholten Aufnahmen.

Dem hausinternen Gefälle wurde weitgehend der Boden entzogen, wenn 2 oder 3 Stationen unter einer übergreifenden ärztlichen Leitung für einen definierten Einzugsbereich versorgungspflichtig gemacht wurden, vorausgesetzt, die erforderliche personelle und räumliche Mindestausstattung dafür war vorhanden. Die Kooperation mit speziellen Diensten gelingt umso besser, je überschaubarer der Kreis der Kooperationspartner ist.

Die Zielsetzung, die mit der inneren Sektorisierung verbunden ist, wird weiter ausgebaut durch die Bildung von Außenstellen des Krankenhauses: Teile des Krankenhauses bewegen sich in die zu versorgenden Gemeinden hinein. [1]

Ziel der Außenstellenbildung muß es sein, in Schritten für einen definierten Teil des bisherigen Einzugsbereiches die Versorgungsverpflichtung zu übernehmen.

Durch solche Außenstellen kann ebenso wie durch den Aufbau psychiatrischer Abteilungen mit Versorgungsverpflichtung die bisherige Großraumzuständigkeit des psychiatrischen Krankenhauses verkleinert werden ([10], S. 279f.).

Für viele Patienten, insbesondere solche mit lang hingezogenen wechselnden Krankheitsverläufen, ist die Kontinuität der therapeutischen Beziehungen von großer Bedeutung. Deswegen ist es sinnvoll, teilstationäre und ambulante Behandlung auch in integrierter Form zu ermöglichen, d. h. von den Stationen aus, in denen der Patient vollstationär behandelt wurde. – Dies wäre ein Schritt in Richtung auf das Konzept der regional zuständigen „équipe unique" [4].

Die administrativen Probleme, die sich aus der Notwendigkeit der Zuordnung von Personalaufwendungen zu Kostenstellen ergeben, wenn im vollstatio-

---

[1] In Tauberbischofsheim vom PLK Weinsberg aus; in Kassel vom PKH Merxhausen aus; in Fulda und Hersfeld vom PKH Marburg aus; in Kempten vom Bezirkskrankenhaus in Kaufbeuren aus; in Hanau vom PKH Gießen aus; in Groß-Gerau sowie Raunheim vom PKH Riedstadt aus; in Frankfurt vom PKH Köppern aus. – Das PKH Merzig (Saarland) plant seine Dezentralisierung und Verlagerung in die 4 Landkreise des Versorgungsgebietes (verkleinertes Krankenhaus und 3 weitere Zentren an Allgemeinkrankenhäusern).

nären Bereich tätige Therapeuten auch einzelne Patienten teilstationär und ambulant betreuen, lassen sich lösen. Weniger Patienten müßten dann stationär behandelt werden. Aber bisher ist es aufgrund der deutschen Kostenträgervielfalt nicht möglich, Ressourcen des vollstationären Bereiches für ambulante und teilstationäre Hilfen zu nutzen. Denn die Finanzierungen für vollstationäre, teilstationäre und ambulante Behandlungen sowie für Rehabilitationsmaßnahmen sind völlig voneinander getrennt und nicht nach dem Prinzip kommunizierender Röhren miteinander verbunden. Ein regionales Psychiatriebudget dürfte allerdings nicht nur den Finanzierungsbereich Behandlung, sondern müßte auch Rehabilitation bis zur Eingliederungshilfe und Hilfe zur Pflege umfassen [25].

Wenn sich ein psychiatrisches Krankenhaus als Teil eines gemeindepsychiatrischen Netzes versteht, dann ist der geistige Bezugspunkt allen therapeutischen Handelns aus administrativen Gründen zwar die Station, doch sind Therapie- und Rehabilitationsangebote individuell für die Patienten zu legitimieren. Die Einbeziehung des konkreten sozialen Umfeldes der Patienten kann aber nicht nur gedanklich, sondern muß auch faktisch erfolgen. Therapeuten (dieser Begriff umfaßt auch das Pflegepersonal) fahren mit den Patienten nach Hause (oder in komplementäre Einrichtungen), um konkret die Wechselwirkung zwischen Erkrankung und Lebensumständen zu verstehen und daraus zusammen mit dem Patienten und den Angehörigen therapeutische Schritte zu entwickeln. Therapie findet immer weniger stationsgebunden, vielmehr immer häufiger in den Lebensräumen außerhalb des Krankenhauses, wenn immer möglich in der realen Lebenswelt des Patienten, statt. Angehörige werden zunehmend einbezogen. Der Patient darf nicht zum Schnittpunkt von Rivalitäten zwischen dem Krankenhaus und anderen Institutionen im gemeindepsychiatrischen Netz oder zwischen Berufsgruppen und Konzepten mit Alleinvertretungsanspruch werden.

Die Strukturveränderung „Dezentralisierung von Verantwortung an den Ort des Geschehens“ gilt auch für das Verhältnis von überregionalen Trägern zu den einzelnen Krankenhäusern. Eine traditionelle Zentralverwaltung entscheidet alle Einzelfragen, auch des alltäglichen Ablaufes im Krankenhaus, und vor Ort wird man nur tätig auf Anweisung und Aufforderung. Die Überwindung dieser Verhältnisse befindet sich in sehr unterschiedlichen Entwicklungsstadien und gestaltet sich sehr langwierig.

Die Entwicklung des psychiatrischen Krankenhauses

Der gemeindepsychiatrische Ansatz geht von überschaubaren Regionen aus, für deren psychisch Kranke differenzierte wohnortnahe Hilfen nach dem Motto „so wenig wie möglich, aber so viel wie nötig“ aufgebaut werden. Beiträge zu allen Hilfsformen für *eine* überschaubare Region kann ein reformiertes psychiatrisches Krankenhaus dann leisten, wenn es nicht nur Restfunktionen für die psychiatrische Versorgung vieler Kreise und Städte wahrnimmt.

Umfragen der letzten Jahre zeigen, daß zu wenige der inzwischen gegründeten psychiatrischen Abteilungen bereit sind, stationäre Versorgungsverpflichtung zu übernehmen. Dabei stellt sich insbesondere das Problem der Versorgung einer kleinen Zahl von langfristig stationär behandlungsbedürftigen Patienten ([10] S. 279f.).

Das Konzept der einstufigen psychiatrischen Versorgungsverpflichtung, wie es die Enquête 1975 und die Empfehlungen der Expertenkommission 1988 formulierten, schließt Aufgabendifferenzierungen zwischen psychiatrischen Krankenhäusern und Abteilungen im gegenseitigen Einvernehmen und bei entsprechenden Voraussetzungen nicht aus. Dies ist aber etwas anderes als ein Selektionsmechanismus nach dem Muster: der eine wählt aus, der andere bleibt für den Rest zuständig; oder aus der Sicht der Patienten: in die Abteilung darfst du, in das psychiatrische Krankenhaus mußt du gehen.

Bei den alten Langzeitpatienten handelt es sich um Personen, die in früheren Jahrzehnten wegen unzureichender Rehabilitationsmöglichkeiten aus ihrem Wohnort ausgegliedert wurden und ihren Lebensmittelpunkt im Krankenhaus gefunden haben. Noch sind 1/4 bis 3/4 der Betten in psychiatrischen Krankenhäusern mit solchen „alten Langzeitpatienten" belegt. Erst 10% der Wohnplätze außerhalb des psychiatrischen Krankenhauses für chronisch psychisch Kranke werden fachlich qualifiziert betreut ([10], S. 286, 621f.).

In einigen Bundesländern sind die Krankenhausträger in den letzten Jahren dazu übergegangen, die sog. Pflegefälle in Heimbereichen zusammenzufassen, um endlich das nach Kostenträgerkriterien „reine" psychiatrische Krankenhaus zu erreichen [26]. Dagegen sind eine Reihe von schwerwiegenden Bedenken vorgebracht worden.

Die Umbenennung von chronischen Stationen in Heime zementiert die bisherigen Mißstände [28] und verhindert den Versuch, diesen Menschen, die Jahrzehnte in der Anstalt gelebt haben, ihre Geschichte wiederzugeben [20]. Dieses Problem wird dadurch noch verschärft, daß die Sozialhilfeträger, in der Absicht zu sparen, komplementäre Einrichtungen und Dienste in der Regel personell knapp bis unzureichend ausstatten. So bleiben in gemeindepsychiatrisch überschaubaren Regionen bisher Kranke und Behinderte übrig, die nirgends hinpassen und für die am Ende doch ein psychiatrisches Krankenhaus eine Lückenbüßerfunktion wahrnimmt.

Gemeindepsychiatrie für chronisch psychisch Kranke bedeutet aber: Gemeinde als Heimat erhalten oder neu finden, ggf. mit Unterstützung durch ambulante und komplementäre Hilfen in verschiedenen Lebensbereichen. Komplementäre Einrichtungen können deshalb nicht nur „Heilbare" in definierten Fristen und Stufen zur Selbständigkeit bringen wollen, sie müssen auch für alle

„Unheilbaren" geschützten Lebensraum unbefristet anbieten, in dem diese Menschen wirklich und konkret leben können. Rehabilitation in der Gemeinde, statt Beheimatung in Anstalten, bedeutet für chronisch psychisch Kranke, Stabilität zu gewinnen durch Verwurzelung in einem ggf. beschützenden sozialen Umfeld in der Gemeinde.

Das zentrale Problem eines gemeindepsychiatrischen Versorgungsnetzes ist die Frage, ob die bisher allein beim psychiatrischen Krankenhaus liegende Versorgung für all die psychisch Kranken, denen gegenüber andere sich nicht für zuständig halten, qualifiziert aufgeteilt und dezentralisiert wird.

Kündigt das Krankenhaus von sich aus einseitig diese Verantwortung, oder wird das Krankenhaus durch politische Entscheidung aufgelöst, ohne daß adäquate alternative Hilfen zur Verfügung stehen, so geht dies zu Lasten insbesondere der chronisch psychisch Kranken einschließlich der mehrfach geschädigten Suchtkranken und schwieriger gerontopsychiatrisch Kranker sowie ihrer Angehörigen. Beispiele für solche gescheiterten Psychiatriereformen gibt es aus den USA [10 (S. 44f.), 13, 36] und Italien [1, 24].

Die Verantwortung für die Patienten, die nirgends richtig hinpassen, muß von bestimmten Diensten und Einrichtungen des gemeindepsychiatrischen Versorgungsnetzes als gemeinschaftliche Aufgabe so geleistet werden, daß nicht nur der klinisch-stationäre, sondern auch der komplementäre und ambulante Bereich abgedeckt ist. Die Übernahme dieser Aufgaben setzt voraus, daß die entsprechenden Einrichtungen mindestens genausogut, möglichst besser ausgestattet sind als die ambulanten, komplementären oder klinischen Einrichtungen, die keine Versorgungsverpflichtung übernehmen.

Diese gemeindepsychiatrische Aufgabe als freiwillige Kooperationsleistung zustande zu bringen, ist sicher nur ausnahmsweise möglich. Hier ist die Politik gefordert [10]: Der Kreis oder die Stadt haben im Rahmen der allgemeinen Daseinsvorsorge die politische Verantwortung dafür, daß auch psychisch kranke und behinderte Menschen Mitbürger bleiben, indem sie mit bedarfsgerechten, differenzierten Hilfen in der Gemeinde leben können. Der Kreis oder die Stadt haben die zuständigen Kosten- und Einrichtungsträger in die Pflicht zu nehmen, für Zielgruppen, die bisher nur wohnortferne und unzureichende Hilfen erhalten, angemessene, wohnortnahe Hilfeangebote aufzubauen. Das bedeutet nicht, daß die Kommune die alleinige finanzielle Verantwortung dafür hat, vielmehr richtet sich diese nach dem gegliederten System der sozialen Sicherung.

Ob die zukünftige Entwicklung psychiatrischer Krankenhäuser von der überregionalen Lückenbüßerfunktion für selektive klinisch-stationäre, komplementäre und ambulante gemeindepsychiatrische Dienste und Einrichtungen geprägt wird oder ob wohnortnahe stationäre, teilstationäre, ambulante und evtl. komplementäre Beiträge zu einem gemeindepsychiatrischen Versorgungsnetz eingebracht werden können, hängt entscheidend von den anderen an der psychiatrischen Versorgung beteiligten Institutionen, den Kostenträgern, den Betroffenen und insbesondere von den Trägern, also letztlich vom politischen Willen der Gesellschaft ab.

Literatur

1. Allderidge P (1979) Hospitals, Madhouses, and Asylums. Cycles in the Care of the Insane. Br J Psychiatry 134:321–334
2. Barton R (1959) Institutional Neurosis. John Wright, Bristol
3. Blasius D (1980) Der verwaltete Wahnsinn – Eine Sozialgeschichte des Irrenhauses. Fischer-Taschenbuch, Frankfurt/M.
4. Ciompi L (Hrsg) (1985) Sozialpsychiatrische Lernfälle. Psychiatrie-Verlag, Bonn
5. Cumming J, Cumming E (1962) Ego and Milieu. Atherton Press, New York. (Deutsche Ausgabe: Ich und Milieu, Theorie und Praxis der Milieutherapie. Vandenhoeck & Ruprecht, Göttingen 1979)
6. Deutscher Bundestag: Enquête über die Lage der Psychiatrie in der Bundesrepublik Deutschland (1973) hier: Zwischenbericht der Sachverständigenkommission, Drucksache 7/1124. Psychiatrie-Enquête (1975) Bericht über die Lage der Psychiatrie in der Bundesrepublik Deutschland. Zur psychiatrischen und psychotherapeutisch/psychosomatischen Versorgung der Bevölkerung. Bundestagsdrucksache 7/4200
7. Dörner K (1969) Bürger und Irre. Europäische Verlagsanstalt, Frankfurt/M.
8. Dörner K (1983) „Löst die Großkrankenhäuser auf". Ansprache bei der Kundgebung in Bonn am 19. 10. 1980. In: Siedow H (Hrsg) Standorte der Psychiatrie, B III: Auflösung der Psychiatrischen Großkrankenhäuser? Urban & Schwarzenberg, München, S 25–36
9. Ehrhardt HE (Hrsg) (1972) Perspektiven der heutigen Psychiatrie. Gerhards, Frankfurt/M.
10. Empfehlungen der Expertenkommission der Bundesregierung zur Reform der Versorgung im psychiatrischen und psychotherapeutischen/psychosomatischen Bereich. Bonn: Bundesminister für Jugend, Familie, Frauen und Gesundheit, 11. November 1988
11. Ernst K (1983) Geisteskrankheit ohne Institution. Eine Feldstudie im Kanton Fribourg aus dem Jahr 1875. Schweiz Arch Neurol Psychiatr 133:239–262
12. Freudenberg RK (1962) Das Anstaltssyndrom und seine Überwindung. Nervenarzt 33:165–172
13. GAP (Group for the Advancement of Psychiatry) (1978) The Chronic Mental Patient in the Community. (GAP, 419 Park Ave South, New York 10016)
14. Goffman E (1973) Asyle – Über die soziale Situation psychiatrischer Patienten und anderer Insassen. edition suhrkamp, Frankfurt/M.
15. Grob GN (1973) Mental Institutions in America: Social Policy to 1875. Free Press, New York
16. Hartmann W (1980) Schizophrene Dauerpatienten – Untersuchungen an langjährig hospitalisierten Schizophrenen. Enke, Stuttgart
17. Jones K (1972) A History of Mental Health Services. Routledge & Kegan Paul, London

18. Jones M (1952) Social Psychiatry: A Study of Therapeutic Communities. Tavistock, London
19. Kitzig P (1980) Betreuungsformen chronisch psychisch Kranker außerhalb des psychiatrischen Krankenhauses. Psychiatr Prax 7:212–222
20. Koennig K (Hrsg) (1986) Spät kommt ihr ... – Gütersloher Wege mit Langzeitpatienten. Jacob van Hodis, Gütersloh
21. Kunze H (1977) Psychiatrie-Reform zu Lasten der chronischen Patienten? Entwicklungstendenzen der stationären Versorgung chronisch psychisch Kranker in England, den USA und der Bundesrepublik Deutschland. Nervenarzt 48:83–88
22. Kunze H (1977) Komplementäre Dienste und Heime – eine Untersuchung der nichtklinisch-stationären Einrichtungen im Einzugsbereich eines psychiatrischen Krankenhauses. Nervenarzt 48:541–547
23. Kunze H (1981) Psychiatrische Übergangseinrichtungen und Heime – Psychisch Kranke und Behinderte im Abseits der Psychiatrie-Reform. Enke, Stuttgart
24. Kunze H (1984) Psychiatrie-Reform der Gegenwart: Fortschritt und seine Opfer. In: Dörner K (Hrsg) Fortschritte der Psychiatrie im Umgang mit Menschen (36. Gütersloher Fortbildungswoche). Psychiatrie-Verlag, Bonn
25. Kunze H (1986) Administrative Psychiatrie: Über strukturelle Widerstände gegen die Realisierung gemeindepsychiatrischer Ziele. Medizin, Mensch, Gesellschaft 11, Teil 1: S 134–141, Teil 2: S 274–281
26. Kunze H (1986) „Vorwärts! Zurück zur Heil- und Pflegeanstalt". Zukünftige Entwicklungen Psychiatrischer Krankenhäuser. In: Heimann H, Gartner HJ (Hrsg) Das Verhältnis der Psychiatrie zu ihren Nachbardisziplinen. Springer, Berlin Heidelberg New York Tokyo
27. Mitscherlich A, Mielke F (Hrsg) (1960) Medizin ohne Menschlichkeit. Fischer-Taschenbuch, Frankfurt/M.
28. Mühlich von Staden Chr, Wolff E, Mühlich W (1982) Ein Bett ist keine Wohnung. Psychiatrie-Verlag, Bonn
29. Panse F (1964) Das psychiatrische Krankenhauswesen. Thieme, Stuttgart
30. Parry-Jones WL (1972) The Trade in Lunacy – A Study of Private Madhouses in England in the 18th and 19th Centuries. Routledge & Kegan Paul, London
31. Reimer F (Hrsg) (1977) Krankenhauspsychiatrie. G. Fischer, Stuttgart
32. Schmidt G (1965) Selektion der Heilanstalt 1939–1945. Evangelisches Verlagswerk, Stuttgart. (suhrkamp taschenbuch Nr. 945, Frankfurt/M., 1983)
33. Schmidt G (1987) Das unerwünschte Buch. In: Böcker F, Weig W (Hrsg) Aktuelle Kernfragen in der Psychiatrie. Springer, Berlin Heidelberg New York Tokyo
34. Statistik über die in den Anstalten für Geisteskranke, Idioten und Epileptiker am 1. Juli 1900 untergebrachten Kranken (1903). Allgemeine Zeitschrift für Psychiatrie und psychisch-gerichtliche Medicin LX:480f.
35. Stanton AH, Schwartz MS (1954) The Mental Hospital. Basic Books, New York
36. Talbott JA (1978) The Death of the Asylum. Grune & Statton, New York
37. Wing JK, Brown GW (1970) Institutionalism and Schizophrenia – A Comparative Study of Three Mental Hospitals 1960–1968. Cambridge University Press, Cambridge
38. Zeller G (1981) Von der Heilanstalt zur Heil- und Pflegeanstalt. Fortschr Neurol Psychiatr 49:121–127

Die Sektorversorgung des Départements Haut-Rhin durch das Centre Hospitalier Spécialisé Rouffach

J. P. HUBER und J. P. DEUTSCH

Allgemeines zur Struktur der französischen Psychiatrie

Die französische Versorgungsstruktur unterscheidet sich grundsätzlich von der deutschen. Die Unterschiede bestehen hauptsächlich darin, daß die in Frage kommenden Hilfeleistungen in den beiden Ländern nicht in der gleichen Form vorgenommen werden.

1. In der französischen Psychiatrie wird bis zum heutigen Tag die Pflege von der Sozialhilfe vollständig getrennt. Dies bedeutet, daß Krankenpflege und Behindertenfürsorge von unterschiedlichen Finanzierungen und Strukturen abhängig sind. Daraus folgt, daß ein psychisch Kranker nur solange in einem Krankenhaus weilen darf, wie seine Krankheit eine spezifische Pflege erfordert (dies kann sehr lange dauern). Sobald sich sein Genesungszustand stabilisiert hat, kann in dem Centre Hospitalier Spécialisé (CHS) nicht weiter für die erforderliche Hilfe, wie Wohnen und Arbeiten, gesorgt werden. Dafür sind andere spezialisierte Institutionen zuständig, wie z. B. die Heime für Nachsorge durch Arbeit (C.A.T.) oder die Maisons d'Accueil Spécialisées (Betreuungsheime für Schwerbehinderte). Ein französischer Psychiater, der ein deutsches Krankenhaus besichtigt, ist deshalb sehr überrascht über die großen Werkstätten innerhalb des Krankenhauses. Was die Finanzierung betrifft, werden die Pflegekosten vom Staat sowie von der Krankenkasse gedeckt, die Beihilfe hingegen vom Département.

2. Die ersten offiziellen Bestimmungen über die Aufteilung in psychiatrische Versorgungssektoren stammen von 1960. Seither wird in Frankreich keine Trennung zwischen der Pflege innerhalb oder außerhalb des Krankenhauses vorgenommen. Die Berechnungseinheit ist nicht mehr das Krankenhaus, sondern ein Sektor auf geographischer Basis, der ungefähr 70000 Einwohner umfaßt. Unter Anleitung eines Bezirksoberarztes und einer Oberpflegekraft wird ein psychiatrisches Team zusammengestellt, das aus Pflegepersonen, Sozialfürsorgerinnen, Psychologen, Fachärzten und Assistenzärzten besteht. Dieses Team sichert die psychiatrische Hilfe für alle Einwohner des Sektors. Die Pflegefürsorge besteht nicht nur während des Krankenhausaufenthalts, sondern beinhaltet die ärztliche Betreuung auch außerhalb des Krankenhauses sowie die therapeutischen Betreuungsheime, die Tagespflege, ambulante Sprechstunden und Hausbesuche.

3. Auch in Frankreich wird zwischen Krankenhausbehandlung (Maßregel) und Strafe (Justizvollzug) differenziert. Es ist nicht möglich, zur Strafe in ein Krankenhaus eingeliefert zu werden. Sogar die Verpflichtung, sich außerhalb der Vollzugsanstalt behandeln zu lassen, ist sehr umstritten: entweder ist der Betreffende krank, so wird er in ein Krankenhaus eingeliefert (evtl. in eine spezielle Abteilung für schwierige Fälle) oder er ist nicht krank, in diesem Falle ist sein Platz im Gefängnis.

4. Ein grundsätzlicher Unterschied bleibt die Zentralisierung der französischen Strukturen gegenüber der der deutschen. Es ist zu beachten, daß die französischen Krankenhausärzte aufgrund einer staatlichen Prüfung ernannt werden, zuerst zum „Praktischen Arzt im Krankenhaus" und nach einer zweiten Prüfung zum „Bezirksoberarzt". Die Einsatzorte werden 2mal im Jahr im Journal Officiel, einem staatlichen Anzeiger, ausgeschrieben. Die Entscheidung über den vom Arzt gewünschten Einsatzort wird vom Staat (Gesundheitsministerium) getroffen. Das gleiche gilt für die Direktoren, die in der École Nationale de la Santé (Nationale Gesundheitshochschule) in Rennes ausgebildet werden. Das Pflegepersonal wird direkt vom Krankenhaus eingestellt, aber seine Aufstiegsmöglichkeiten sowie seine Entlohnung sind den strengen Regeln des Gesundheitsministeriums unterworfen.

Die Finanzen, über die die Krankenhäuser verfügen, lassen ihnen nur einen geringen Spielraum. Die Höhe des Budgets wird staatlich bestimmt. Die Gehälter, die ungefähr 75% der Ausgaben betragen, werden vom Staat festgelegt. Nur über die Auswahl der Investitionen kann das Krankenhaus frei entscheiden, aber auch hierzu wird die Zustimmung des Präfekten des Départements benötigt.

Sektorisierung des Départements Haut-Rhin

Im oberrheinischen Département, auch Haute-Alsace genannt, liegen die 2 Großstädte Mulhouse (200000 Einwohner) und Colmar (80000 Einwohner). Die wirtschaftliche Lage des Départements ist relativ gut, sowohl in der Landwirtschaft (Weinbau) wie in der Industrie (besonders in Mulhouse und im südlichen Bereich, in der Nähe von Basel). Die Bevölkerungszahl beträgt ca. 680000 Einwohner, die im gesamten Département gleichmäßig verteilt sind. Probleme bestehen in den nahen Vogesentälern, die früher über Einnahmen aus der Textilindustrie verfügten, welche nur teilweise durch den Tourismus ersetzt werden konnten.

Abb. 1. Département Haut-Rhin: Aufteilung in 9 Sektoren für die psychiatrische Versorgung der Erwachsenen

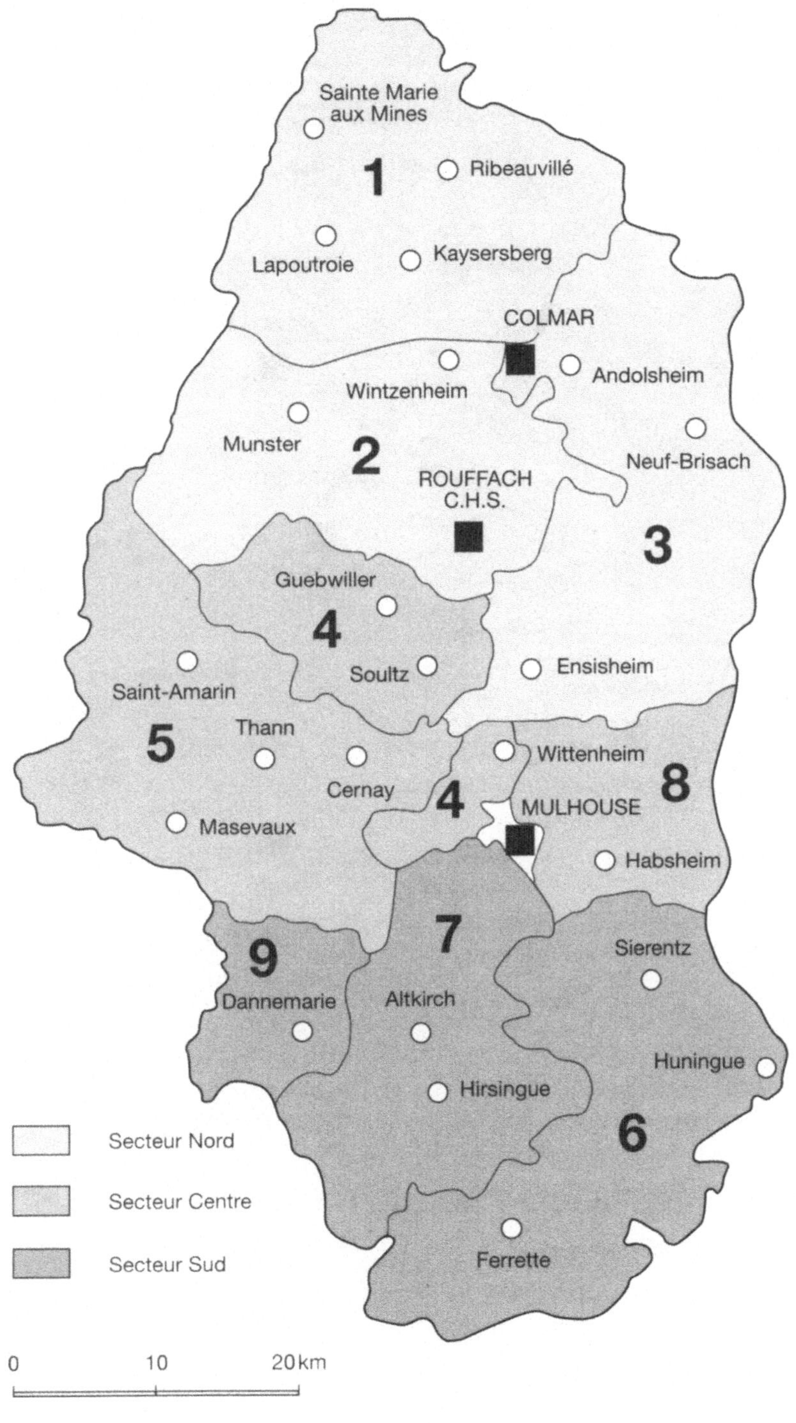
Sainte Marie
aux Mines
1
Ribeauvillé
Lapoutroie
Kaysersberg
COLMAR
Andolsheim
Wintzenheim
Munster
2
Neuf-Brisach
ROUFFACH
C.H.S.
3
Guebwiller
4
Soultz
Ensisheim
Saint-Amarin
5
Thann
Cernay
Wittenheim
8
4
MULHOUSE
Masevaux
Habsheim
7
9
Sierentz
Dannemarie
Altkirch
Huningue
Hirsingue
6
Secteur Nord
Secteur Centre
Secteur Sud
Ferrette
0
10
20km

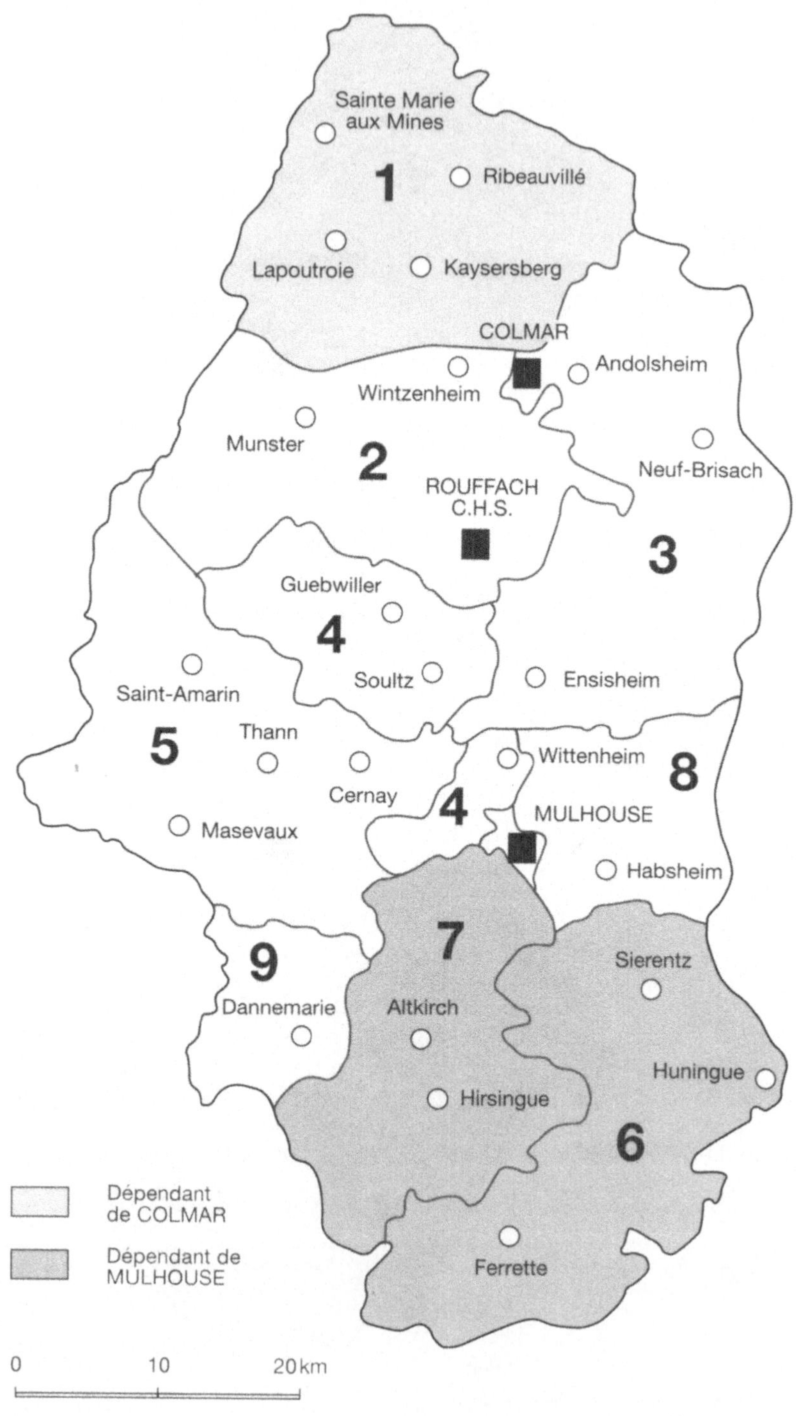
Sainte Marie aux Mines
Ribeauvillé
1
Lapoutroie
Kaysersberg
COLMAR
Andolsheim
Wintzenheim
Munster
2
ROUFFACH C.H.S.
Neuf-Brisach
3
Guebwiller
4
Soultz
Ensisheim
Saint-Amarin
5
Thann
Cernay
Masevaux
4
Wittenheim
8
MULHOUSE
Habsheim
7
9
Sierentz
Dannemarie
Altkirch
Huningue
Hirsingue
6
Ferrette
Dépendant de COLMAR
Dépendant de MULHOUSE
0
10
20 km

Für die Psychiatrie wurde das Département in 9 Sektoren für Erwachsene aufgeteilt, mit 70000–80000 Einwohnern pro Sektor (Abb. 1) sowie in 3 kinder- und jugendpsychiatrische Versorgungssektoren (Abb. 2). Kinder werden grundsätzlich nur tagesklinisch behandelt. Jeder Sektor hat eine urbane und eine ländliche Zone. Dies hat den Vorteil, daß der Sektor aus ländlicher und städtischer Bevölkerung besteht, aber den Nachteil, daß die Städte dadurch zersplittert wurden. Colmar ist in 3 und Mulhouse in 5 Sektoren aufgeteilt.

Das Rouffacher Krankenhaus (CHS) ist das einzige psychiatrische Krankenhaus im Département Haut-Rhin, das unter das neue Gesetz von 1990 fällt, welches das frühere Gesetz von 1838 ersetzt. Das Krankenhaus ist z. Z. das einzige Krankenhaus im Département, in dem auch Patienten gegen ihren Willen aufgenommen werden können. Die Patienten aus 7 der 9 Sektoren werden alle in Rouffach untergebracht. Lediglich aus den Sektoren 1 und 7 können Patienten auch in den städtischen Krankenhäusern von Colmar oder Mulhouse untergebracht werden. In Mulhouse besteht in 2 Krankenhäusern (für Sektor 6 und 9) die Möglichkeit der Tagestherapie (Tagespflege), in Colmar für den Sektor 1. In verschiedenen Hauptgemeinden eines Sektors sind psychosoziale Beratungsstellen (Centre Médico-Psychologique) eingerichtet. Der Sektor 2 beispielsweise verfügt über Beratungsstellen in Rouffach, Colmar und Münster sowie zusätzlich in Colmar über ein Betreuungszentrum für stabilisierte Psychosekranke (C.A.T.T.P.).

Die öffentlichen staatlichen Krankenhäuser sind nicht die einzigen psychiatrischen Anlaufstellen. Einige Psychiater haben sich in dem Département niedergelassen, hauptsächlich in den 2 Großstädten, doch sind sie ganz überwiegend psychotherapeutisch tätig. In der Stadt Munster, Mittelpunkt eines Tales von 15000 Einwohnern, wird die ambulante Krankenversorgung ausschließlich durch die öffentlichen Institutionen vorgenommen.

Psychiatrisches Krankenhaus Rouffach

1. Das Krankenhaus wurde von 1906–1909 unter deutscher Verwaltung errichtet, um einem realen Bedarf nachzukommen. Bis zu dem Zeitpunkt mußten die Kranken im nördlich von Straßburg gelegenen Hoerdt untergebracht werden. Das Krankenhaus Rouffach wurde in dem damaligen dörflichen Baustil errichtet. Die Qualität und Beständigkeit der Gebäude erlaubten dem Krankenhaus, über Jahrzehnte hinweg Frieden und Krieg zu überstehen.

◄

Abb. 2. Département Haut-Rhin: die 3 Versorgungssektoren der Kinder- und Jugendpsychiatrie

2. Zum Krankenhaus gehören Verwaltungsgebäude, Werkstätten und Krankenstationen. Das Zentrum besteht aus der Verwaltung, dem Labor, der Apotheke und dem Gotteshaus. Im Sinne früherer Geschlechtertrennung wurden die Gebäude symmetrisch zur Hauptachse errichtet. Zum Beispiel waren die Gebäude für „unruhige" Frauen identisch mit den Gebäuden für die „unruhigen" Männer. Zwischenzeitlich wurden die Gebäude entgegen der ursprünglichen Aufgabenstellung den Sektoren zugeordnet.

So verfügt der Sektor 2 über 3 Gebäude:

- Gebäude 1: Sekretariat und Büros,
- Gebäude 21: Station für Patienten mit längerem Aufenthalt,
- Gebäude 23: 2 Stationen, das Erdgeschoß für geschlossen unterzubringende Patienten und der erste Stock für freiwillige Patienten in einer offenen Einheit.

3. Das Krankenhaus beherbergte bis zu 1500 Kranke. Die Entwicklung der Psychopharmaka sowie die Einteilung der Sektoren erlaubten es, diese Zahl auf 500, d.h. auf ungefähr 70 Betten pro Sektor zu reduzieren. Die Behandlung konnte hierdurch humanisiert werden, insbesondere durch Abschaffung der Schlafsäle. Diese Humanisierung betraf nicht nur eine zufriedenstellende Unterbringung der Patienten in Ein-, Zwei- oder Dreibettzimmern, sondern auch die Ernährung und die wesentlich verkürzte Krankenaufenthaltsdauer.

Es gibt in der Regel 2 verschiedene Arten von Patienten:

- Patienten, die sich nach einem jahrelangen Krankenhausaufenthalt jetzt sehr schwer an eine andere Struktur anpassen können,
- Akutpatienten, welche nach durchschnittlich nur 20 Tagen dauernder Behandlung entlassen oder verlegt werden können.

Bei unseren Kranken sind alle Diagnosen vertreten: Neurosen, Persönlichkeitsstörungen, Psychosen und Suchterkrankungen.

4. Die Verwaltung ist zuständig für die komplette Organisation und Betriebsführung des Krankenhauses. Das Leitungsteam besteht aus dem Direktor (der Verwaltung), 3 Direktionsassistenten (darunter einem gewählten Chefarzt) sowie einem Hauptpfleger. Dem Direktor untersteht nicht nur die gesamte Verwaltung des Krankenhauses, er ist auch verantwortlich für die Außenstellen und für die technischen und allgemeinen Abteilungen.

Das Ärzteteam für jeden Sektor beschäftigt einschließlich des Chefarztes 3 oder 4 Fachärzte und 2 Assistenzärzte.

Das Pflegepersonal besteht in jedem Sektor aus: einem Oberaufseher, 5 Aufsehern für verschiedene Pflegeeinheiten (Außendienst inbegriffen) und ungefähr 50 Pflegern/Schwestern, die in der Psychiatrie spezialisiert sind. Dies ergibt für das Krankenhaus zusammen 427 Pflegekräfte. In geringerer Anzahl wird auch Stationshauspersonal beschäftigt (sog. Krankenhausangestellte).

Jeder Sektor verfügt über eine Sozialfürsorgerin und 1–3 Psychologen, die jeweils entweder innerhalb oder außerhalb des Krankenhauses oder in beiden Funktionen arbeiten können.

5. Trotz dieser straffen Gesamtstruktur funktioniert jeder Sektor relativ frei nach Anweisung und Orientierung seines Chefarztes. Die Psychoanalyse kommt kaum mehr zur Anwendung.

Seit 10 Jahren wurde unter der Initiative von Dr. *Macher*, Chefarzt des 8. Sektors, eine bemerkenswerte biologisch-psychiatrische Forschungsinstitution entwickelt, deren Träger, eine gemeinnützige Gesellschaft, juristisch vom Krankenhaus unabhängig ist. Der Sektor 8 des Psychiatrischen Krankenhauses Rouffach verfügt über ein Forschungsgebäude mit 17 Betten, in dem Langzeit-EEG, CT und standardisierte EDV-gestützte klinische Diagnostik durchgeführt werden. Die Einrichtung eines Kernspintomographen ist im Gange.

Psychiatrie im Allgemeinkrankenhaus – Was leistet sie?

H. Schneider

In den alten Bundesländern bestanden 1991 etwa 100 psychiatrische Abteilungen an Allgemeinkrankenhäusern mit einem Kontingent von gut 10000 Betten. 83% der befragten Abteilungen hatten die Pflichtversorgung eines Sektors übernommen [5]. Bei dieser Größenordnung fällt der Psychiatrie am Allgemeinkrankenhaus eine nicht mehr zu übersehende Rolle in der stationären psychiatrischen Versorgung zu. Für die alte DDR hat *Weise* [7] beklagt, daß bis in die Gegenwart der Einfluß und die Größenorndung der Abteilungspsychiatrie verschwindend gering waren; weniger als die Hälfte der 22 gezählten Abteilungen leiste Pflichtversorgung. Es stellen sich die Fragen, wie weit die Abteilungspsychiatrie die Fachkrankenhäuser effektiv entlasten kann, ob nicht doch eine Zweiklassenpsychiatrie begünstigt wird und schließlich, ob die Abteilungspsychiatrie auch qualitativ eine Alternative zur tradionellen stationären Versorgung darstellt.

Die Empfehlungen der Expertenkommission der Bundesregierung von 1988 forderten erneut die Einrichtung von psychiatrischen Abteilungen an Allgemeinkrankenhäusern. Es wird aber festgestellt, daß allein 50% der Abteilungen in Nordrhein-Westfalen angesiedelt sind. In Baden-Württemberg sind es z.Z. 7, 3 weitere sind in Planung. Durch die räumliche Integration in die somatische Krankenversorgung ist in den Abteilungen die *Zugangsschwelle* viel niedriger als in psychiatrischen Krankenhäusern. Es liegt auf der Hand, daß damit psychische Krisen und Notfälle im Allgemeinkrankenhaus früher und leichter zur Behandlung kommen, zumal die interdisziplinäre Zusammenarbeit wesentlich einfacher zu praktizieren ist.

1990 [6; E. Wolpert, 1990, in einer persönlichen Mitteilung] lag die durchschnittliche Abteilungsgröße bei 90–95 Betten in einem Allgemeinkrankenhaus mit durchschnittlich etwa 400 Betten (die alte Enquête-Empfehlung schlug 200 Betten pro Abteilung vor). 1972 (so die Psychiatrie-Enquête) wurden ca. 100000 Betten für psychisch Kranke bereitgestellt. Zu 68% befanden sich diese Betten in Häusern mit über 1000 Betten, zu 21% in Häusern von 500–1000 Betten und nur zu etwa 10% in Häusern unter 500 Betten. In Baden-Württemberg standen 1988 7125 Betten zur Verfügung, davon 65% in den 11 psychiatrischen Fachkrankenhäusern, 11% in den 4 Universitätskliniken, weitere 11% in den 7 Abteilungen an Allgemeinkrankenhäusern.

Größe, Struktur, Aufbau, Gliederung und Aufgabenstellung der psychiatrischen Abteilungen sind heute noch sehr verschieden. Es gibt nicht *die* psychiatrische Abteilung, da in deren Entstehen politische Vorgaben, historische Momente, räumliche Gegebenheiten und anderes mit einfließen. Natürlich ist es eine interessante Frage, letztlich aber noch Spekulation, ob mit der Abteilungspsychiatrie eine neue Form stationärer psychiatrischer Versorgung entstanden ist. Noch steht die Abteilungspsychiatrie sowohl in der Größenordung, als auch im wissenschaftlichen Selbstverständnis im Schatten der Landeskrankenhäuser und der Universitätskliniken. Die psychiatrische Abteilung verdankt ihre Legitimation ganz wesentlich der Psychiatrie-Enquête der Bundesregierung von 1975, zuletzt bekräftigt von den Empfehlungen der Expertenkommission 1988 [2]. Die Abteilungspsychiatrie muß daher stets im Rahmen der 4 wesentlichen Ziele der Psychiatriereform gesehen werden, die lauten:

1. gemeindenahe Versorgung; heute: „kommunale Psychiatrie",
2. bedarfsgerechte und umfassende Versorgung *aller* psychisch Kranken und Behinderten,
3. Koordination aller Versorgungsdienste,
4. Gleichstellung von psychisch Kranken und somatisch Kranken.

„General hospital psychiatry" ist der Titel eines Handbuches von 1985 [4], das den Trend unterstreicht, daß immer mehr Allgemeinkrankenhäuser mit der Einrichtung einer psychiatrischen Fachabteilung eine Versorgungslücke schließen und nicht zuletzt auch ökonomisch gut damit fahren. Es wird u. a. betont, daß die Psychiatrie am Allgemeinkrankenhaus zu einer verbesserten Identität der Psychiatrie geführt hat und zu einer Integration in die somatisch orientierte Medizin. So reichen die in diesem Handbuch abgehandelten Themen von der Intensivmedizin bis zur Kurzpsychotherapie, von den organischen Psychosen bis zur medizinischen Ethik und der Problematik des sterbenden Patienten. Von herausragender Bedeutung ist der psychiatrische Konsiliardienst im Allgemeinkrankenhaus, eigentlich der „Nabel" psychiatrischen Denkens und Handelns im Krankenhaus. Daraus haben sich auch hierzulande Überlegungen und wissenschaftlich begleitete Projekte über die psychiatrische und psychosomatische Konsiliar- und Liaisontätigkeit entwickelt, die z. Z. noch im Gang sind [5].

Der psychisch Kranke hat ein Anrecht darauf, in der Gemeinde bzw. wohnortnah angemessen nervenärztlich versorgt zu werden. Die Schwelle zum Eintritt in das psychiatrische Krankenhaus sollte möglichst niedrig und durch Wohnortnähe auch überschreitbar sein. Die Gemeindenähe soll Hospitalisierung und verzögerte Entlassung vermeiden. Ein großer Teil der psychisch Kranken bedarf im Krankenhaus zusätzlicher körpermedizinischer Diagnostik und Behandlung. Psychogeriatrie ist wahrscheinlich nur interdisziplinär zu leisten.

Vor allem die psychiatrische Krisen- und Notfallversorgung muß gemeindenah erfolgen. In der Regel werden nur gut erreichbare Zentren rechtzeitig in

Anspruch genommen. Insofern hatte das Allgemeinkrankenhaus ohne Psychiatrie schon immer eine hohe Bedeutung für die Behandlung psychiatrischer Krisen. Jedenfalls bedarf es eines Notfalldienstes rund um die Uhr.

Die psychiatrische Abteilung am Allgemeinkrankenhaus kommt i. allg. mit einer Bettenmeßziffer von 0,5–0,6‰ aus, weil der Aufbau des stationären Bereiches eng verzahnt mit dem Ausbau komplementärer psychiatrischer Dienste erfolgen muß. In der Regel zog die Gründung einer psychiatrischen Abteilung auch die Gründung eines Hilfsvereins für den komplementären Bereich nach sich [1, 3].

Aufgaben und Probleme der Abteilungspsychiatrie

Das Beispiel Offenbach [1] zeigt, daß die Übernahme der Pflichtversorgung durch die psychiatrische Abteilung (mit 80 Betten) zu einer kompletten Entlastung der bis dahin umgebenden Landeskrankenhäuser führt, die sich nun selbst auf ihre regionalen und kommunalen Aufgaben besinnen können. Die Abteilung übernimmt damit auch die Verantwortung für den Langzeitpatienten, den chronisch psychisch Kranken, der teils langfristige, teils immer wiederkehrende stationäre Aufnahmen und Behandlungen benötigt.

Freilich ist die Versorgung des chronisch psychisch Kranken auch die Achillesferse der kleindimensionierten Abteilung: In der Regel fehlt ein Langzeitbereich. Zur Zeit werden noch Modelle diskutiert, die von Spezialstationen am Krankenhaus bis zu spezialisierten Wohnheimen reichen. Derzeit ist zweifelhaft, ob es eine für jede Region verbindliche und optimale Versorgungsform dieser Patientengruppe geben kann.

Wesentliche Aufgaben der Abteilungspsychiatrie sind ferner:

1. ein 24-Stunden-Notfalldienst,
2. Konsiliardienste für die körpermedizinischen Disziplinen des Krankenhauses,
3. die Notwendigkeit einer fachlichen Differenzierung innerhalb der Abteilung (mit Ausnahme der forensischen Psychiatrie und der Kinder- und Jugendpsychiatrie, die weiterhin Aufgabe überregionaler Fachkrankenhäuser bleiben),
4. Aufbau komplementärer Dienste,
5. Angehörigen- und Öffentlichkeitsarbeit.

Die in der Regel kurze Verweildauer und die Arbeitsweise einer psychiatrischen Abteilung hängen wesentlich von der Existenz und der Qualität der komplementären Einrichtungen des Landkreises ab. Es müssen Übergangsheime, therapeutische Wohnheime, Wohngemeinschaften, Arbeitsplätze in beschützten

Tabelle 1. Diagnosenstatistik der psychiatrischen Abteilung am Kreiskrankenhaus Freudenstadt aus dem Jahr 1990

Organische Psychosen (ID 290 – 294)	9,4%	
Endogene Psychosen (ICD 295 – 299)	26,8%	
Schizophrene Psychosen (295)		15,9
Affektive Psychosen (296)		9,2
Andere Psychosen (297/8)		1,7
Psychogene Störungen und Reaktionen (300 – 307)	27,7%	
Neurosen (300)		11,3
Persönlichkeitsstörungen (301)		5,5
Psychogene Reaktionen (308/9)		9,6
Psychosomatische Störungen (306/7)		1,3
Suchtabhängigkeit, Mißbrauch (303, 304, 305)	30,4%	
Alkoholismus (303)		27,9
Medikamenten-/Drogenabhängigkeit (304)		0,8
Medikamenten-/Drogenmißbrauch (305)		1,7
Neurologische Erkrankungen	3,4%	
Geistige Behinderung (317 – 19)	0,3%	
Sonstige Erkrankungen	–	
Patientenzahl	773	
Verweildauer	28,51 Tage	
Belegung	94,1%	
Konsile	1230	
neurologisch		838
psychiatrisch		395
EEG	1284	
Medikamentenbedarf in DM/Patient/Pflegetag	1,97	
Pflegesatz/Tag	298,92	

Werkstätten, Vermittlung beschützter Arbeitsplätze in Betrieben, ferner Tagesstätten, Clubs etc. zur Verfügung stehen.

Auch wenn es bisher keine einheitliche Struktur der psychiatrischen Abteilung gibt und die Veröffentlichungen z. T. erhebliche Divergenzen in der Zahl der Aufnahmen, der Verweildauer und dem Diagnosespektrum zeigen, ist in vielen Abteilungen ein Tätigkeitsprofil festzustellen, das dem Aufgabenspektrum des psychiatrischen Landeskrankenhauses nahekommt. So dürfte die Diagnosenverteilung der 60-Betten-Abteilung in Freudenstadt (Tabelle 1) nicht allzusehr von der eines Landeskrankenhauses abweichen.

Die psychiatrische Versorgung des Landkreises Freudenstadt

Die Tabelle 2 enthält die wichtigsten psychiatrischen und psychosozialen Dienste des Landkreises Freudenstadt, als Beispiel einer ländlich strukturierten Region mit dünner Besiedlung, Vorherrschen kleiner und mittlerer Betriebe und einem saisonal schwankenden Fremdenverkehr. Erschwerend für die psychiatrische Versorgung sind vor allem die weiten Anfahrtswege, was u. a. eine tagesklinische Behandlung erschwert und die Gründung einer eigenständigen Tagesklinik unmöglich macht (es bestehen 6 stationär integrierte Tagesklinikplätze in der psychiatrischen Abteilung).

Der ambulante Bereich wird durch 3 Nervenärzte, einen sozialpsychiatrischen Dienst und Beratungsstellen sichergestellt. Der sozialpsychiatrische Dienst ist mit 2 Sozialarbeitern auf 105 000 Einwohner eindeutig unterbesetzt, funktioniert jedoch in enger Anbindung mit der psychiatrischen Abteilung hervorragend.

Der komplementäre Bereich wird von mehreren Einrichtungen getragen, insbesondere von der aus der Abteilung hervorgegangenen psychosozialen Hilfsgemeinschaft die „Treppe“. Das Martin-Haug-Stift, ein Alten- und Pflegeheim (mit integriertem Altenwohnheim) verfügt über 130 Plätze, davon 28 ge-

Tabelle 2. Psychiatrische Versorgung des Landkreises Freudenstadt (1990 ca. 105 000 Einwohner)

Ambulanter Bereich	
3 Nervenärzte	
Sozialpsychiatrischer Dienst (2 Sozialarbeiter)	
Beratungsstelle für Suchtkranke (Diakonische Bezirksstelle)	
Psychologische Beratungsstelle (Ehe-, Lebens-, Familienberatung)	
Komplementärer Bereich	
Die „Treppe“ (psychosoziale Hilfsgemeinschaft für psychisch Kranke e.V.)	
Wohnheim für psychisch Kranke	11 Plätze
Wohnheim für Alkoholkranke	20 Plätze
3 Wohngemeinschaften	15 Plätze
Gerontopsychiatrische Heimplätze (Martin-Haug-Stift)	28 Plätze
Gustav-Werner-Stiftung (Heime in privater Trägerschaft) ca.	330 Plätze
Werkstatt für psychisch Kranke	20 Plätze
Stationärer Bereich	
Psychiatrische Abteilung am Kreiskrankenhaus Freudenstadt	60 Betten
40 Betten Allgemeinpsychiatrie,	
10 Betten Psychotherapie,	
10 Betten suchtorientierte Psychotherapie	

schlossene gerontopsychiatrische Plätze. Bemerkenswert im Landkreis ist die hohe Zahl von Heimplätzen für psychisch und neurologisch Behinderte in Heimen ausschließlich privater Trägerschaft. Hier handelt es sich um das Resultat der auch in Weinsberg bekannten Verlegung sog. Pflegefälle aus dem Landeskrankenhaus in die Provinz. Die Abteilung hat auch die Krisen und psychotischen Dekompensationen dieser Klientel aufzufangen.

Die psychiatrische Abteilung am Kreiskrankenhaus verfügt über 60 Betten, aufgegliedert in 18 geschlossene, 22 offene Betten für Allgemeinpsychiatrie sowie 20 Betten für psychotherapeutische Programme (10 Betten für Neurosen und Persönlichkeitsstörungen, 10 weitere Betten für eine suchtorientierte Psychotherapie).

Das Leistungsprofil der psychiatrischen Abteilung geht aus Tabelle 3 hervor.

Ungefähr 25% der aufgenommenen Patienten stammen aus externen Landkreisen. Die psychiatrische Abteilung in Freudenstadt ist in der Lage, das gesamte Krankheitsspektrum (mit Ausnahme von Kindern und Jugendlichen und psychisch kranken Rechtsbrechern) zu behandeln und betreibt de facto eine Vollversorgung des Landkreises. Im Jahresverlauf kommt es nur zu gelegentlichen Verlegungen (insgesamt 5–10 pro Jahr) in andere psychiatrische Einrichtungen, wenn die kleine Aufnahmestation akut überbelegt ist oder Patienten dies ausdrücklich wünschen.

Eindeutige Engpässe in der stationären Versorgung gibt es bei den „neuen Langzeitpatienten“, denen im Akutkrankenhaus keine ruhige Stationsatmosphäre geschaffen werden kann. Wir denken deshalb an die Erweiterung der Abteilung um eine Substation für 6–8 Patienten mit Trainings- und Rehabilitationsprogramm sowie Arbeitstherapie. Die Abteilung kooperiert nur mit den psychiatrisch qualifizierten komplementären Einrichtungen. Infolge der relativ

Tabelle 3. Leistungsprofil der psychiatrischen Abteilung am Kreiskrankenhaus Freudenstadt

Bettenzahl	60 (KKH 409 Betten)
Patienten pro Jahr	800 (ca. 25% Kreisexterne)
Verweildauer	25–28 Tage
Belegung	ca. 94% (90–95%)
Konsile pro Jahr	ca. 1250
davon psychiatrisch/psychosomatisch	350
neurologisch	900
EEG-Ableitungen	ca. 1300
Medikamentenbedarf	
in DM/Patient/Pflegetag	1,97
Pflegesatz pro Tag 1990	298,92

intakten Familienstrukturen in dem ländlichen Landkreis mit hoher sozialer Kontrolle besteht eine relativ hohe Schwelle zur Aufnahme in das therapeutische Wohnheim der „Treppe“ bzw. in Wohngemeinschaften. Andererseits hatten wir über viele Jahre Schwierigkeiten, ein kleines Haus für psychisch Behinderte von 16–20 Plätzen zu finden, das unter der Trägerschaft der Gustav-Werner-Stiftung 1992 endlich eingerichtet werden konnte.

Der Konsiliardienst am Kreiskrankenhaus durch die psychiatrische Abteilung weist eine hohe Inanspruchnahme auf. Es handelt sich um ca. 1300 Konsile im Jahr, in denen etwa 10% aller stationär aufgenommenen Patienten des Krankenhauses gesehen werden. Es handelt sich zu einem Drittel um rein psychiatrische und psychosomatische Fragestellungen, zu 2 Dritteln um neurologische oder neurologisch-psychiatrische Probleme. Da keine neurologische Abteilung besteht, wird die neurologische Basisdiagnostik von der Psychiatrie übernommen, wofür ein neurophysiologisches Labor und inzwischen ein Computertomograph zur Verfügung stehen.

Ausblick

Es besteht kein Zweifel, daß die psychiatrischen Abteilungen eine wichtige Funktion in der Weiterbildung der Ärzte haben (abgesehen von der Fortbildung und Sensibilisierung der Pflegekräfte und anderer Berufsgruppen für psychiatrische Fragestellungen). Vom Assistenzarzt wird erwartet, daß er sich in psychotherapeutischer Weiterbildung befindet, ausgehend von der geläufigen Erfahrung, daß die am wenigsten erfahrenen Therapeuten in den Kliniken die schwierigsten Patienten, nämlich psychotische und früh gestörte Patienten, zu behandeln haben. Insofern müssen an der Abteilung die Supervision der Stationsteams und Balint-Gruppen garantiert sein. Meines Erachtens ist das Problem der negativen Gegenübertragung und der uneingestandenen depressiven Einstellung gegenüber den Langzeitpatienten ein ganz wesentliches therapeutisches Problem.

Die *Akzeptanz* der psychiatrischen Abteilungen am Allgemeinkrankenhaus durch die Bevölkerung und die anderen medizinischen Fachgebiete ist meines Erachtens unproblematisch. Natürlich entstehen der Abteilung gegenüber die gleichen Vorurteile und Projektionsmechanismen, wie sie traditionellen psychiatrischen Einrichtungen entgegengebracht werden.

Die *Weiterentwicklung* der psychiatrischen Abteilungen in den kommenden Jahren hängt von einer Reihe externer Faktoren ab:

1. von der Entwicklung der psychiatrischen Krankenhäuser und der Universitätspsychiatrie,
2. von dem Ausbau von Fachkliniken für Suchtkranke und neurotische und psychosomatische Störungen,

3. von dem Heimsektor,
4. von der Integration der psychiatrischen und psychosomatischen Versorgung in die Medizin.

Die psychiatrische Abteilung hat von ihrer begrenzten Größe her manchmal Schwierigkeiten, ein weitgefächertes Therapieangebot zu machen. Es ist noch nicht geklärt, ob neben der gemeindenahen Versorgung des chronisch psychisch Kranken auch die Regelversorgung des neurotisch und psychosomatisch Kranken sowie des Suchtpatienten durch die Abteilung zu gewährleisten ist. Kleine Psychotherapiestationen sind in den letzten Jahren z. T. wieder aufgegeben worden. In Freudenstadt wird eine 10-Betten-Psychotherapiestation nach wie vor erfolgreich und effizient geführt. Gleiches gilt für Suchtprogramme. Manche Abteilungen haben die Spezialisierung aufgegeben zugunsten der grundsätzlich praktizierten Öffnung aller Stationen (also Verzicht auf geschlossene Stationen), z. B. im St.-Marien-Hospital-Eickel in Herne. Ein wichtiges Ziel bleibt bislang in allen stationären und teilstationären Einrichtungen schwer erreichbar, nämlich die realistische und praktikable psychotherapeutische Betreuung schizophrener und früh gestörter Patienten.

Zusammenfassend ergibt der Überblick über die Abteilungspsychiatrie im Allgemeinkrankenhaus, daß sie

1. eine qualitativ, quantitativ und ökonomisch effiziente Versorgungsform im stationären Bereich darstellt, die, wo sie sich etabliert hat, zur wesentlichen Entlastung des Großkrankenhauses führt,
2. bei Übernahme der Pflichtversorgung eines Sektors einer Zweiklassenpsychiatrie keinen Vorschub leistet,
3. allerdings in der Versorgung des chronisch psychisch Kranken noch nach befriedigenden Lösungen sucht,
4. dem Ideal der gemeindenahen Versorgung nahekommt,
5. die längst geforderte Verzahnung der Psychiatrie mit den somatischen Fachgebieten der Medizin und damit die Gleichstellung des psychisch Kranken mit dem körperlich Kranken ermöglicht,
6. auch in der Weiterbildung eine wachsende Bedeutung hat, indem sie das praxisnahe Denken und Handeln zwischen stationärer, ambulanter und komplementärer Versorgung fördert.

Literatur

1. Bauer M (1990) Kommunale Psychiatrie in Offenburg – ein schneller Weg zum gemeindepsychiatrischen Verbund. Psychiatr Prax 17:51–58
2. Empfehlungen der Expertenkommission der Bundesregierung zur Reform der Versorgung im psychiatrischen und psychotherapeutisch/psychosomatischen Bereich.

Bonn: Bundesminister für Jugend, Familie, Frauen und Gesundheit, 11. November 1988
3. Gruner W (1981) Gemeindenahe Psychiatrie in Freudenstadt. Psychiatr Prax 8:34–37
4. Hackelt TP, Cassem NH (1987) Massachusetts General Hospital-Handbook of General Hospital Pychiatry. 2nd Ed. PSG Publishing Co., Littleton, Massachusetts
5. Herzog T, Hartmann A (1990) Psychiatrische, psychosomatische und medizinpsychologische Konsiliar- und Liaisontätigkeit in der Bundesrepublik Deutschland. Nervenarzt 61:281–293
6. Pfeiffer W (1988) Psychiatrische Abteilung an Allgemeinkrankenhäusern mit Versorgungsverpflichtung. Spektrum 4:151–157
7. Weise K (1990) Konzeptionen zur Reform der psychiatrischen Versorgung. Sozialpsychiatrische Informationen 20/3:3–6

Psychiatrische Pflichtversorgung und offene Türen

M. KRISOR

„Wie soll der institutionelle Rahmen beschaffen sein, der den psychisch Kranken und dem Arzt ein Maximum an Freiheit und Geborgenheit zu geben vermag, und der alle Variationen der Begegnung zuläßt?" (*Christian Müller* [17]).

Bei vielen in der Psychiatrie Tätigen und Verantwortlichen fällt die Vorstellung, sämtliche Stationen ihrer Klinik könnten offen sein, völlig außerhalb des „Spielraums der Akzeptanz" [9], anders formuliert: Auch engagierte Menschen, die in der geschlossenen Psychiatrie tätig sind, halten eine völlig offene psychiatrische Klinik für praktisch unmöglich, denn: *„So läßt sich keinem etwas geben, was er nicht vorher hat. Mindestens als Wunsch hat, sonst wird das Gereichte nicht als Geschenk empfunden. Gefragt muß es gewesen sein, wenn auch nur in einem dunklen Gefühl"* [3].

„Einen konsequenten Verzicht auf geschlossene Abteilungen, von manchen Psychiatrie-Kritikern lautstark propagiert, halten wir schon im Hinblick auf die hier und heute zu schaffende personelle Situation im Pflegebereich im Interesse der Patienten noch nicht für vertretbar" [11].

*Festinger*s Theorie der kognitiven Dissonanz auf gewonnene Intervisionserfahrungen anwendend schreibt *Wolpert* [21]: *„Wir besuchen eine Klinik in der Überzeugung, daß eine Behandlung mit offener Tür bei Vollversorgung nicht möglich sei. Wir erfahren, daß andere Abteilungen mit vergleichbarer Patientenklientel dennoch mit offener Tür behandeln. Dies schafft zwei Kognitionen in uns, die eine unangenehme Dissonanz erzeugen. Diese Dissonanz können wir entweder dadurch vermindern, daß wir Mittel und Wege finden, die eigenen Stationen offen zu halten, oder daß wir uns vormachen, die andere Klinik zahle für die offenen Türen einen zu hohen Preis oder habe gar nicht eine so schwierige Patientenschaft wie wir".*

Für das Zentrum Psychologische Medizin an der Medizinischen Hochschule Hannover beklagt *Kisker* [10]: *„Ungelöst ist schließlich für meinen Blick das Problem der auf allen Regelstationen zumeist geschlossenen Türen. Es ergibt sich daraus, daß wir seit einigen Jahren mit Vorbedacht die Trennung 'akuter' Patienten mit stärkeren Verhaltensstörungen von 'ruhigeren', in das therapeutisch-rehabilitative Eigenleben der Station eingefädelten Patienten aufgaben. Jeder der letztgenannten Patienten weiß zwar präzise um seine 'Privilegien'-Regelung und damit um die virtuelle Geöffnetheit der Tür; er findet sich wohl* *auch damit ab. Gleichwohl bildet für Patienten wie Therapeuten das ständige Öffnen und Schließen der Tür eine Last, deren Berechtigung dadurch nicht größer wird, daß wir uns an sie gewöhnen. Andererseits: Die Nachteile einer Aufspaltung der Stationen in klinische und rehabilitative liegen auf der Hand".*

Bei einer Differenzierung „geschlossen – offen", sehen wir die Gefahr, daß sich hier alte Strukturen im Miniaturformat reproduzieren. *„Gehören auch dezentrale Versorgungsstrukturen in den Gemeinden nun 15 Jahre nach der Psychiatrieenquête zur Regelversorgung, und sind die Vorteile einer solchen Versorgung gegenüber zentralen gemeindefernen Sondereinrichtungen inzwischen allgemein akzeptiert, so haben sich doch in die neuen dezentralen Gemeindesysteme alte pathogene Strukturelemente festsetzen können. Sie verhindern, daß aus der gemeindenahen Psychiatrie eine wirkliche Gemeindepsychiatrie wird"* [18].

Historische Entwicklung

„Geisteskranke sind nicht nur ein Gradmesser für den Entwicklungsstand unserer politischen Kultur, sie sind auch ein integraler Bestandteil der modernen Gesellschaftsgeschichte, über deren Wegrichtung sie in einer ernüchternden und oft erschreckenden Weise Auskunft geben" (*Dirk Blasius*, 1986 [2]).

Ein eindrucksvolles frühes Beispiel der Aufhebung der Ghettoisierung und Diskriminierung einer Geisteskranken schon im hohen Mittelalter berichtet *Schipperges* [19]. *Hildegard von Bingen* unterläßt es trotz eigener Verunsicherung, gebenüber einer Geisteskranken ein Droh- oder Gewaltpotential zur Schau zu stellen. Hier knüpft unsere Erfahrung an, daß eine weglaufende Patientin stehen blieb und auf die Station zurückkehrte, nachdem die mit Clogs hinter ihr herlaufende Schwester ihr zugerufen hatte, sie möge mit dem Weglaufen aufhören, da sie aufgrund ihres Schuhwerks nicht in der Lage sei, sie weiter zu verfolgen.

Von der trivialen Überlegung ausgehend, daß eine psychiatrische Station von ihrer Struktur und ihrer Atmosphäre her so gestaltet sein soll, daß sie die Genesung der Patienten fördert, halten wir die Station für am leistungsfähigsten, die viele Elemente von „Normalität" enthält und sich einem gelungenen Alltagsmilieu möglichst weitgehend annähert [12].

Unseres Erachtens kommen die einander bedingenden, aber auch erfordernden Elemente der „gemeindepsychiatrischen Trias" [13]

- Verzicht auf eine Aufnahmestation,
- Durchmischung der Krankheitsbilder,
- offene Türen sämtlicher Stationen

obiger Forderung am ehesten entgegen.

Eine weitere Stimme zum Aspekt Durchmischung:

„Für die Entwicklung eines kommunikationsfreundlichen Stationsklimas erscheint mir die heterogene Zusammensetzung einer therapeutischen Gemeinschaft aus schizophrenen, neurotischen, süchtigen, manischen und depressiven Patienten, von Menschen der verschiedenen Altersgruppen außerordentlich förderlich.

Sie repräsentieren in höherem Maße Normalität, stimulieren Wahrnehmung und Handlungswirksamkeit gesunder Anteile im Patienten, reduzieren Etikettierung und Ausgrenzung bestimmter Patientengruppen" [20].

Bereits *Hildegard von Bingen* spricht mit den Worten: „... wichen wir nicht von ihrer Seite" eine schwierige und manchmal anstrengende Aufgabe an, die auch wir in der heutigen offenen gemeindepsychiatrisch-stationären Versorgung bei akut gefährdeten Kranken, meist in den ersten Tagen des stationären Aufenthaltes, zu leisten haben.

Wir sehen die Psychiatrie der offenen Tür in der Tradition des englischen „non-restraint-Systems". Dieses ist mit dem Namen *Conolly* verbunden, der Anfang des 19. Jh. Vorarbeiten von *Robert Gardiner Hill* und *Edward P. Charlesworth* am Lincoln Asylum ausweitete. Ich zitiere *Hill* und *Dörner* [4]: *„Als ich merkte, daß mildere Behandlung beständig günstige Wirkungen zeigte, stellte ich mit großer Mühe Statistiken auf, trug darin die Ergebnisse der verschiedenen Behandlungsmethoden ein, verfolgte jeden einzelnen Fall, lebte mitten unter den Patienten, beobachtete ihr Verhalten. ... Auf die Dauer gab ich meiner Überzeugung Ausdruck, daß unter einem geeigneten Überwachungssystem und in einem adäquaten Gebäude Zwang durch Instrumente in jedem einzelnen Fall überflüssig und schädlich sei. Ich gab diese Erkenntnis Dr. Charlesworth und den Aufsichtsräten bekannt und machte sie zum Prinzip. Ich handelte nach ihr und verifizierte meine Theorie durch ihre Wirkungen".*

Neben diesen eindrucksvollen Schlußfolgerungen mutet *Hill*s methodisches Vorgehen der „teilnehmenden Beobachtung" erstaunlich modern an [7, 8, 14].

In der Folgezeit stockte die Liberalisierungsbewegung in England und Schottland vorübergehend. Insbesondere während der beiden Weltkriege verschlechterte sich die Lage der psychisch Kranken in den Institutionen in praktisch allen beteiligten Ländern.

Aber schon 1945 begann *Bell* die Türen seines Hospitals in Melrose/Schottland zu öffnen; 1949 gab es dort keine geschlossene Tür mehr [1]. 1953 öffnete *MacMillan* in Nottingham die letzte Stationstür im Mapperley-Hospital [15]. 1959 wurden im Mapperley-Hospital 5% der aufgenommenen Patienten als „observation-patients" zwangseingewiesen. Zu deren Verbleiben im Hospital schreibt *Leppien* [15]: *„In diesem Zusammenhang ist immer wieder die Tatsache der 'offenen Tür' entscheidend! Sie macht es ja, daß man sich nicht unter Zwang fühlt. Von nun ab ist es Sache der Ärzte, durch immerwährende seeli-*

sche Führung eine ganz freiheitliche, nicht als autoritär empfundene Beziehung zwischen dem Patienten einerseits und dem Spital und den Ärzten andererseits zu schaffen. ... Für die Depression halten die Ärzte des Spitals aber die Befreiung des Kranken von einer übertriebenen ständigen ängstlichen Überwachung und Beobachtung unter Verschluß für eine heilsame, sozusagen antidepressive Maßnahme. Sie sind der Auffassung, daß, je mehr man versucht, den Selbstmord zu verhindern, umso größer der Vorsatz beim Kranken wird, ihn zu begehen, man meint, daß die Anzahl der Selbstmorde unter der freiheitlichen Behandlung abgenommen hat".

Ähnliche Mitteilungen finden sich in der Literatur über suizidales Verhalten psychiatrisch-stationärer Patienten immer wieder, z. B. bei *Modestin* u. *Böker* [16], welche von einer permanenten intensiven Einzelbetreuung und -überwachung eine weitere suizidale Einengung und Intensivierung paranoider Ängste beim selbstmordgefährdeten schizophrenen Patienten befürchten und alternativ empfehlen: *„it is rather a good supportive general atmosphere on the ward that exerts a positive, comforting effect on the suicidal patient than strict adherence to intensive constant observation"*. Der Satz zuvor lautet allerdings: *„Lapses in observation should not be permitted while the patient is in the bathroom or in his room"*, wahrlich ein schmaler Grat, den es hier zu beschreiten gilt.

Im „Nervenarzt" 1966 finden sich 2 bemerkenswerte Arbeiten zu unserem Thema:

Haisch [6] schildert eindrucksvoll Milieu und Einstellung des Personals der klassischen Anstalt: *„Das Personal hatte seine hauptsächliche Aufgabe früher darin gesehen, daß alles in Ordnung war, Sauberkeit, Bettenbau und sorgfältige Aufsicht waren Haupttugenden, bei denen man sich oft mehr nach den Vorgesetzten, als nach den Kranken orientierte. Demgegenüber wird nun gelehrt, daß die Schwester sich persönlich mit jeder Patientin abgeben und sich auf sie einstellen soll und als therapeutische Gehilfin des Arztes das weitere Schicksal der Kranken wesentlich mitbestimmt. ... Als ein Symbol für die Abkehr vom Gefängnischarakter der Anstalten aber sind sie (diese Wahrheiten) unerläßlich, hier bietet sich für uns eine wirksame Möglichkeit, dem vielbeklagten Odium der psychiatrischen Krankenhäuser in der Öffentlichkeit Grund zu entziehen. Niemand kann diese Klage (des Freiheitsentzugs) heute noch gutgläubig mit dem Hinweis auf übergeordnete Notwendigkeiten abtun, nachdem das liberale Prinzip seine Überlegenheit überall dort bewiesen hat, wo es verwirklicht worden ist"*.

In dem darauffolgenden Aufsatz von *Flegel* [5] wird unter Bezugnahme auf praktische Erfahrungen berichtet: *„In dem Maße, in dem die therapeutische Gemeinschaft Entscheidungen realisieren kann, wird sie erst volle Wirklichkeit und verdient die Bezeichnung therapeutische Demokratie. In gleichem Maße übernimmt sie einen großen Teil der Kontrollfunktionen, die im herkömmli-*

chen psychiatrischen Krankenhaussystem autoritär auferlegt ist. Mit dieser neuen Art von Disziplinierung identifiziert sich der Kranke willig. Sie leistet mehr als die Restriktion von oben und ist zugleich therapeutisch wirksam, während die erzwungenen Kontrollen antitherapeutisch sind".

Zur Alltagspraxis der offenen Türen einer gemeindepsychiatrischen Klinik mit Pflichtversorgungsauftrag

Anhand einiger Abbildungen (Abb. 1 – 3) und Tabellen (Tabelle 1 und 2) möchte ich abschließend die Alltagspraxis des psychiatrischen Therapiezentrums am St.-Marien-Hospital-Eickel in Herne 2 illustrieren.

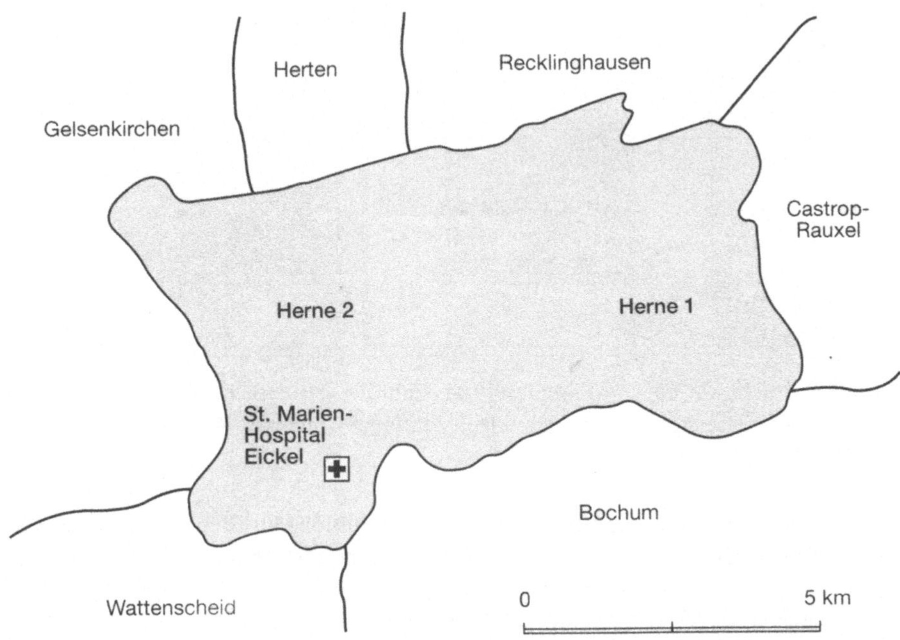

Abb. 1. St.-Marien-Hospital-Eickel, Herne 2, psychiatrische Abteilung: 7 Stationen, 135 Betten; dazu Tagesklinik, Institutsambulanz, Wohngemeinschaften und Übergangswohnheim; ca. 1200 Aufnahmen pro Jahr. Internistische Abteilung: eine Station mit 25 Betten. Pflichtversorgung für Herne 1 und Herne 2 mit ca. 180000 Einwohnern

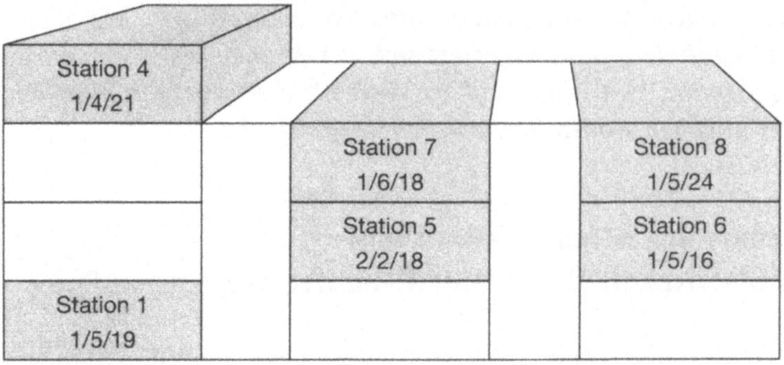

Abb. 2. Verzicht auf diagnostische Selektion: Zahl der Patienten mit manischen/depressiven Psychosen/Gesamtzahl auf den jeweiligen Stationen (Stichtag: 4. Oktober 1988)

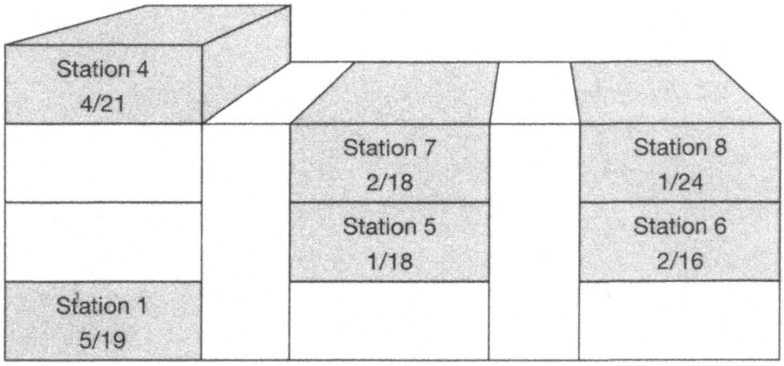

Abb. 3. Verzicht auf eine Aufnahmestation: Zahl der gerichtlich untergebrachten/Gesamtzahl der Patienten auf den jeweiligen Stationen (Stichtag: 4. Oktober 1988)

Tabelle 1. Organisation und Selbstverständnis der stationären Einheit nach Prinzipien der therapeutischen Gemeinschaft und der institutionellen Psychotherapie

Gemischtgeschlechtliche Belegung der Stationen
Alltagsgerechter äußerer Rahmen (Möblierung, Aufenthaltsräume)
Möglichst selbständige Alltagsvollzüge (Körperpflege, Kleidung, Tischdienst)
„Normaler" sozialer Umgang (Achtung und Distanz, Umgang mit Gewalt)
Gemeinschaftstherapeutische Gruppenarbeit, überwiegend nach den Theorien kognitiver Therapie, Selbstwahrnehmung und Selbstverbalisation, Lernen am Modell und im sozialen Vergleich
Therapeutisches Team mit bedarfsorientiert flexiblem Angebot an Rollen und Aktivitäten, aber eindeutiger Struktur

Tabelle 2. Nutzung und Abstimmung der therapeutischen Möglichkeiten

Motiviertes und erfahrenes Pflegepersonal, auch als Sitzwache
Ausschöpfung der Pharmakotherapie, auch parenteral
Biologische (Schlafentzug) und vielfältige physikalische Therapie
Differentialtherapeutische Offenheit, auch für EKT
Einbeziehung aller gängigen psychotherapeutischen Konzepte, besonders tiefenpsychologischer, lerntheoretischer und sozialpsychologischer Ansätze in die Einzel- und die verschiedenen Gruppentherapien
Individuelle Programme für Kontakte und Aktivitäten, wobei sich die „in Teile zerlegte Institution" um den Patienten gruppiert (Beschäftigungstherapie, Bewegungstherapie, Gymnastik, Sport, Zeitungs-Atelier, Märchen-Atelier, Musik-Atelier, Kultur-Atelier, „Offener Treff", Nachbarn e.V. ...)

Zusammenfassung

Bedingungen für die psychiatrische Pflichtversorgung mit offenen Türen:

- Verzicht auf eine Aufnahmestation,
- Verzicht auf diagnostische Selektionen,
- therapeutische Stationskultur,
- Nutzung aller therapeutischer Möglichkeiten.

Auswirkungen:

- Zahl der Suizide bisher unterdurchschnittlich,
- relativ niedriger Anteil an gerichtlich untergebrachten Patienten,
- relativ niedriger „Gewaltpegel" mit äußerst wenig Fixierungen,
- keine Konflikte mit den Richtern, aber noch Bedenken bei der Polizei,
- Stationsalltag für Pflegepersonal und Langzeitpatienten oft anstrengend, da die Stationen selten „wirklich ruhig" sind,
- Erleichterung bestehender Kontakte,
- Erleichterung der stationären Aufnahme und der Entlassung in die Tagesklinik oder ambulante Behandlung,
- Verringerung von Ausgrenzung und Etikettierung,
- insgesamt: Integration der psychiatrischen Klinik ins Netzwerk kommunaler Dienste und Einrichtungen.

Literatur

1. Bell GM (1955) A mental hospital with open doors. Int J Soc Psychiatry 1:42–48
2. Blasius D (1986) Umgang mit Unheilbarem. Studien zur Sozialgeschichte der Psychiatrie. Psychiatrie-Verlag, Bonn

3. Bloch E (1949) Die Selbsterkenntnis. Aus: Erläuterungen zu Hegel. Sinn und Form 1:3
4. Dörner K (1975) Bürger und Irre. Zur Sozialgeschichte und Wissenschaftssoziologie der Psychiatrie. Fischer-Taschenbuch, Frankfurt/M., S 112
5. Flegel H (1966) Die psychiatrische Krankenabteilung als therapeutische Gemeinschaft. Nervenarzt 37:160–164
6. Haisch EO (1966) Von der Anstalt zum psychiatrischen Krankenhaus. Ein Erfahrungsbericht. Nervenarzt 37:156–160
7. Hell D (1976) Miterlebte Gruppendynamik in zehn Familien mit einem schizophrenen Angehörigen. Gruppenpsychother. Gruppendynamik 10:2
8. Hell D, Korpela K (1978) Beobachtungen zum Familienleben von Schizophrenen – als Besucher bei Schizophrenen zu Hause. Psychother Med Psychol 28:1
9. Irle M (1975) Lehrbuch der Sozialpsychologie. Hogrefe, Göttingen
10. Kisker K-P (1987) MHH-Psychiatrie: Ungelöstes, Uneinlösbares. Sozialpsychiatrische Informationen 17:25
11. Köhler G-K (1981) Die Arbeit einer psychiatrischen Abteilung im großstädtischen Raum, dargestellt am Beispiel Duisburg/Oberhausen. In: Wischer R (Hrsg) Die Psychiatrische Abteilung am Allgemeinen Krankenhaus. Schriftenreihe des Instituts für Krankenhausbau der Technischen Universität Berlin, S 66–67
12. Krisor M (1986) Ist eine Aufnahmestation in der Psychiatrischen Klinik/Abteilung notwendig oder überflüssig? Vortrag beim Arbeitskreis „Sektorisierte Versorgungsverpflichtung". Dortmund, 10. 03. 1986
13. Krisor M (1986) Die psychiatrische Abteilung als Aufnahmestation. Vortrag während der Informationstagung „Die therapeutische Arbeit psychiatrischer Abteilungen" der „Aktion Psychisch Kranke e.V." und des „Arbeitskreises leitender Ärzte psychiatrischer Abteilungen an Allgemeinkrankenhäusern in der Bundesrepublik und West-Berlin". Kassel 23. 10. 1986
14. Legewie H (1987) Alltag und seelische Gesundheit. Gespräche mit Menschen aus dem Berliner Stephan-Viertel. Psychiatrie-Verlag, Bonn
15. Leppien R (1963) Das open-door-System in Nottingham/England, seine Voraussetzungen und Auswirkungen. Nervenarzt 34:215–219
16. Modestin J, Böker W (1985) Homicide in a Psychiatric Institution. Br J Psychiatry 146:321–324
17. Müller Ch (1981) Psychiatrische Institutionen. Ihre Möglichkeiten und Grenzen. Springer, Berlin Heidelberg New York
18. Philipzen H (1989) Rezension zu Krisor M (Hrsg) (1989) Gemeindepsychiatrisches Gespräch. perimed-Fachbuchverlagsgesellschaft, Erlangen. Sozialpsychiatrische Informationen 19:40–41
19. Schipperges H (1985) Heilung einer Geisteskranken im hohen Mittelalter. Eine „Gemeinschaftstherapie" bei Hildegard von Bingen. Z Klin Psychol Psychopathol Psychother 33:61–62
20. Weise K (1988) Theoretische und praktische Probleme gemeindenaher Psychiatrie an der Universitätsklinik. Sozialpsychiatrische Informationen 18:2–7
21. Wolpert E (1989) Intervision – ein neuer Weg kollegialer Hilfe zwischen psychiatrischen Abteilungen an Allgemeinkrankenhäusern. In: Krisor M (Hrsg) Gemeindepsychiatrisches Gespräch. perimed-Fachbuchverlagsgesellschaft, Erlangen, S 75–79

Die psychiatrische Betreuung in Leipzig

C. HIRSCH

Seit 01. 08. 1992 trägt das ehemalige Bezirkskrankenhaus für Psychiatrie Leipzig den Namen Park-Krankenhaus Leipzig-Dösen, Städtisches Krankenhaus für Psychiatrie, Chirurgie und Innere Medizin.

Allein durch die Umbenennung hat sich an der Struktur und der Funktion des Hauses nichts geändert, es entspricht den westlichen Landeskrankenhäusern.

Erbaut wurde die Einrichtung um die Jahrhundertwende im Pavillonstil als Sächsische Landesheil- und Pflegeanstalt für Geisteskranke. Sie liegt am südöstlichen Rande der Stadt, die Distanz zum Stadtzentrum mit öffentlichen Verkehrsmitteln beträgt heute 40–60 min.

Über mehrere Jahrzehnte wurden in Dösen ausschließlich Geisteskranke behandelt. Während der Nazizeit kam es auch hier zu schlimmen Verbrechen. Im Zuge der Euthanasie wurden Hunderte von Patienten deportiert, umgebracht, viele sterilisiert. Während des Krieges wurden einige Häuser als Lazarett verwendet, vorübergehend auch Tuberkulosekranke dort untergebracht.

Nach dem Kriege wurde es erforderlich, infolge der Zerstörung der Universitätsklinik Platz zu schaffen für die Behandlung körperlich Kranker. So entstanden eine chirurgische und eine medizinische Klinik. Parallel dazu wurden später die paraklinischen Einrichtungen installiert: Röntgeninstitut, Labor, pathologisches Institut.

Nach 1945 gingen einige Häuser an die Universität Leipzig über, diese Gebäude sind bis heute von der Universität belegt. Bis vor wenigen Jahren war auch die psychiatrische Klinik der Universität auf dem Gelände untergebracht. Entsprechend der Tradition lag die Hauptaufgabe des Krankenhauses in der Betreuung psychisch Kranker. Chirurgie und innere Klinik blieben als für die Bevölkerung notwendige Behandlungszentren erhalten. Für die Betreuung der psychiatrischen Patienten war dies durchaus von Vorteil, weil stets Konsiliarärzte zur Verfügung standen und sämtliche diagnostischen Einrichtungen am Ort vorhanden waren.

Zu Beginn der 70er Jahre bestand das damalige Bezirkskrankenhaus für Psychiatrie aus einer Männer- und einer Frauenaufnahmeabteilung und einem jeweils angeschlossenen großen Teil von chronischen Stationen. Insgesamt waren mit einer Außenstelle rund 1000 psychiatrische Betten vorhanden. Die Behandlung der Patienten entsprach dem damaligen Standard. Die Akutkranken wurden nach neuesten wissenschaftlichen Erkenntnissen versorgt. Für die überwiegende Zahl der chronisch Kranken war das bewahrende Element dominierend. Das Personal war zahlenmäßig unzureichend und ohne fachspezifische Ausbildung. Es gab kaum therapeutisch wirksame Mitarbeiter im Sinne von Soziotherapeuten, Fürsorgern, Sozialarbeitern, Gestaltungs-, Arbeitstherapeuten usw. Wie in traditionellen Großkrankenhäusern üblich, blieben viele Patienten über Jahre in der Einrichtung, manche verbrachten Jahrzehnte ihres Lebens dort. Ein Teil von ihnen war arbeitstherapeutisch eingesetzt in der Wäscherei, Gärtnerei, Tischlerei usw. Die Einrichtung entsprach dem Bild eines psychiatrischen Großkrankenhauses.

Als in den 70er Jahren im Zuge der Psychiatrie-Enquête [6] in der Bundesrepublik Aktivitäten zur Reformierung der Psychiatrie in Gang kamen, wurden sie von einigen Leipziger Psychiatern mit Begeisterung aufgegriffen. Auch sozialpsychiatrisches Gedankengut und die Ideen um die Therapeutische Gemeinschaft waren auf fruchtbaren Boden gefallen. Die psychiatrische Klinik der Leipziger Universität entwickelte sich zu einem Zentrum des wissenschaftlichen Fortschritts. Dort wurde versucht, die Universitätspsychiatrie zu reformieren und bereits 1975 entstand – damals einmalig für die DDR – das erste Modell einer sektorisierten Betreuung. Die Hochschulklinik übernahm damit im Sinne einer Basisklinik mit 68 Betten und einer angeschlossenen Tagesklinik die komplette Grundversorgung für ein bestimmtes Einzugsgebiet, in diesem Falle für den Stadtbezirk Süd mit einer Einwohnerzahl von rund 80000 Einwohnern. Das Versorgungsmodell Hannover wies gewisse Parallelen auf und diente als Orientierungshilfe [1].

Außer der territorialen Verantwortlichkeit und dem Prinzip der Gemeindenähe war an dieses Modell die enge Kooperation zu den bestehenden Fachambulanzen des Sektors gebunden. Die damalige gesundheitspolitische Struktur der Polikliniken bot eine überaus günstige Voraussetzung für diese kooperative Zusammenarbeit.

Zwangsläufig ergaben sich zwischen Bezirkskrankenhaus und Universitätsklinik persönlich-kollegiale und fachliche Kontakte. Einige aufgeschlossene jüngere Psychiater des Bezirkskrankenhauses versuchten nun, dieses Modell auf das Großkrankenhaus bzw. die psychiatrische Betreuung der Stadt Leipzig zu übertragen. 3 Jahre später, also 1978, war es gelungen, über Umprofilierungen und Umstrukturierungen 2 weitere Basiskliniken zu etablieren.

Die ehemalige Frauenabteilung und die ehemalige Männerabteilung wurden zu je einer psychiatrischen Basisklinik profiliert, die sich die Betreuung der Stadt teilten. Es blieben für jede Klinik ca. 200000–250000 Einwohner mit einem definierten Territorium zu versorgen. Zum damaligen Zeitpunkt hatte jede Basisklinik rund 200 Betten, gegliedert in 5 Stationen, die umgebaut worden waren und gemischt-geschlechtlich belegt wurden. In jeder Basisklinik gab es eine Aufnahmestation, eine bzw. 2 Psycho-Soziotherapiestationen und 2 Stationen für Langzeitbetreuung und Rehabilitation. Parallel dazu entstand eine Psychotherapieabteilung mit 20 Betten und eine Suchtklinik mit 60 Betten. Diese beiden Abteilungen arbeiteten im Sinne der spezialisierten Betreuung unabhängig vom Sektorprinzip, also überregional. Das galt auch für die schon seit den 60er Jahren bestehende Klinik für Kinder- und Jugendpsychiatrie.

Mit der Einführung des Sektorprinzips konnte die Bettenzahl auf rund 850 psychiatrische Betten reduziert werden. Als ungelöstes Problem blieb die große Zahl der chronischen Patienten auf etlichen Stationen und in der Außenstelle, die allein noch 250 Betten beherbergte. Selbstverständlich wurde versucht, auch diesen Patienten neue therapeutische Programme nahezubringen. Das Ziel der Enthospitalisierung bzw. Rehabilitation war Verlegung in entsprechende Einrichtungen in den Territorien. Trotz größter Anstrengungen, auch mit neuem Personal und spezifischen Stufenprogrammen gelang es nicht, der Lösung dieses Problems auch nur ein Stück näher zu kommen. Die Bestrebungen nach Entlassung scheiterten regelmäßig an den fehlenden komplementären und flankierenden Einrichtungen. Bis heute hat sich daran im wesentlichen nichts geändert.

Trotzdem war das Leipziger Modell ein erheblicher Fortschritt in der Betreuung psychisch Kranker. Innerhalb der Einrichtung stieg die Qualität der Grundversorgung deutlich. Baumaßnahmen blieben weiterhin unmöglich. Dafür wurden die Therapiemethoden verbessert, das Personal geschult, neue Berufsgruppen gefördert (insbesondere Beschäftigungs- und Soziotherapeuten, Physiotherapeuten, Musiktherapeuten usw.). Die Verweildauer in der Akutversorgung sank von über 100 Tagen auf 30 Tage, die Aufnahmezahlen stiegen ebenso wie die Zahl der Entlassungen. Die Kliniken waren stets aufnahmebereit.

Zu den in den Fachambulanzen tätigen Kollegen vertiefte sich der Kontakt. Ständiger Informationsaustausch, regelmäßige gemeinsame Fallbesprechungen und Weiterbildungen gehörten zur täglichen Arbeit, ebenso wie Kontake zu den Angehörigen, Freunden, Arbeitskollegen u. a. Bezugspersonen der Patienten. Viele soziale Fragen wie Arbeitsbeschaffung, Hilfe bei der Suche nach Wohnungen oder Freizeitgestaltung wurden gemeinsam angegangen. Zu verschiedenen staatlichen Institutionen entwickelten sich Kooperationsbeziehungen, wie beispielsweise zu Wohnungsämtern, Klubs der Volkssolidarität bis hin zu den Räten der Stadtbezirke.

Die multiprofessionellen Teams in den Fachambulanzen bestanden aus einem oder 2 Nervenärzten, Psychologen, Fürsorgerinnen, Schwestern und Aufnahmekräften, Arbeitstherapeuten, mitunter auch Physiotherapeuten. Die Besetzung war unterschiedlich, aber in jedem Stadtbezirk war eine solche Fachambulanz als Fachabteilung an der Poliklinik vorhanden. Im Laufe der Zeit entstanden 3 Tageskliniken, die den Fachambulanzen angeschlossen waren.

Außerdem betreuten diese einige wenige beschützte Gruppenwohnungen. Deren Anzahl blieb aber nach wie vor unzureichend. Es war fast unmöglich, freie Wohnungen zur Nutzung für psychisch Kranke zu erhalten. Ebenso fehlten selbstverständlich immer die finanziellen Mittel, um diese auszustatten. Die gleichen Probleme gab es bei der Einrichtung beschützter Arbeitsplätze, vor allem in Werkstätten.

So günstig die einheitliche Finanzierung einesteils war, es gab nur eine Versicherung und somit eine Krankenkasse, alle Ausgaben für das Gesundheitswesen kamen ausnahmslos vom Staat und wurden nach Dringlichkeit verteilt, so ungünstig war die Situation für die Psychiatrie. Bei dem chronischen Geldmangel rangierte dieses Fachgebiet im Rahmen des Gesundheitswesens an letzter Stelle und die Patienten waren damit eindeutig gegenüber körperlich Kranken benachteiligt. Dringend benötigte Gelder für Sanierungen, Investitionen, für Komplementäreinrichtungen waren einfach nicht vorhanden.

Daß es überhaupt gelang, das Leipziger Modell durchzusetzen, erscheint aus heutiger Sicht fast unerklärlich. Es wurde dennoch nicht zum Vorzeigeobjekt. Die Gesundheitspolitiker ließen die Psychiater gewähren, hin und wieder gab es Unterstützung. Das Leipziger Modell blieb in der alten DDR sozusagen konkurrenzlos. Zwar gab es z. B. in Neuruppin und in Berlin-Lichtenberg Versuche, sektorisierte Betreuung in der Psychiatrie durchzusetzen. Sie kamen aber nicht recht zum Tragen. In einem dem damaligen Ministerium für Gesundheitswesen angebundenen Forschungsprojekt wurde eine progressive Perspektive der psychiatrischen Betreuung in der damaligen DDR wissenschaftlich aufgearbeitet und als Ergebnis dem Ministerium eine Konzeption für das Land vorgelegt. Diese wurde bestätigt und Maßnahmepläne für die Bezirke erarbeitet, die Mitte der 80er Jahre zum Beschluß erhoben wurden. Dabei blieb es aber. Die praktische Umsetzung scheiterte am allgemeinen Mangel. Hinzu kam sicher die subjektive Einstellung der Experten, die durchaus nicht alle von der Richtigkeit und Effizienz territorialer Betreuungsbereiche überzeugt waren.

In Leipzig funktionierte die Sektorisierung und bewährte sich im Rahmen der gegebenen Möglichkeiten. Es wurde versucht, das System weiter zu verbessern [3]. Neben den schon erwähnten Mängeln waren die Einzugsgebiete der beiden Basiskliniken des Bezirkskrankenhauses zu groß. Mit diesem Argument gelang es 1986 die Verantwortlichen zu überzeugen, für Leipzig eine 4. Basisklinik einzurichten. Dazu bot sich das Fachkrankenhaus für Psychiatrie und Neurologie Altscherbitz an, das am Nordrand der Stadt liegt, unmittelbar an der Grenze zum ehemaligen Bezirk Halle, jetzt zum Land Sachsen-Anhalt gehörig.

Nach langen Kämpfen stellte dieses Haus – auch eine mit überwiegend chronisch Kranken belegte Einrichtung – 80 Betten für den Stadtbezirk Nord mit 60000 Einwohnern zur Verfügung.

Bereits zu diesem Zeitpunkt reiften in Dösen weitere Pläne zur Dezentralisierung. Für die Gründung einer 5. Basisklinik im Bezirkskrankenhaus sprachen die weitere Reduzierung der Einwohnerzahlen in den Sektoren und die besseren Möglichkeiten, Langzeitrehabilitation für einen Teil der chronisch Kranken in die Grundversorgung hineinzunehmen. Erst nach der Wende, konkret zum 01. 06. 1991, wurde es möglich, diese für Leipzig 5. Basisklinik mit ca. 130 Betten einzurichten, welcher der Stadtbezirk West mit dem Neubaugebiet Grünau mit insgesamt 120000 Einwohnern zugeordnet wurde (Abb. 1).

Mit der deutsch-deutschen Vereinigung drohte das fest auf der ambulant-stationären Zusammenarbeit basierende Betreuungssystem zu zerbrechen. Für die Polikliniken bestanden kaum Überlebenschancen [4]. Etliche ambulant tätige Nervenärzte verloren die Nerven und zogen sich in die eigene Niederlassung zurück. Der größere Teil kämpfte um den Bestand der Leipziger Strukturen. Vielfältige Interventionen waren erforderlich, die Spezifik der psychiatrischen Versorgung Leipzigs öffentlich zu machen. Von großer Bedeutung waren nunmehr Kontakte zu westlichen Institutionen und Kollegen. Erstmalig fand die Leipziger Psychiatrie Anerkennung. In zahlreichen offiziellen und inoffiziellen Gesprächen, Tagungen und Konferenzen befürworteten namhafte westliche Psychiater und Vertreter der verschiedensten Institutionen den Erhalt der besonders gefährdeten ambulanten Betreuungseinrichtungen. Als gesamtdeutsche Leistung entstand der Leipziger Modellverbund „gemeindenahe Psychiatrie“, westliche Vorbilder standen Pate [5]. Dieser Modellverbund, der zum 01. 08. 1991 endgültig bestätigt wurde, beinhaltet 8 gemeindepsychiatrische Zentren in 7 verschiedenen Stadtbezirken Leipzigs. Sie sind identisch mit den ehemaligen Fachambulanzen, die in ihrer bisherigen Form bestehen blieben, einschließlich der vorhandenen Tageskliniken. Die Trägerschaft liegt bei der Kommune, die übrigens auch das Park-Krankenhaus Leipzig-Dösen übernommen hat. Das Hauptproblem der Finanzierung konnte in langen und zähen Verhandlungen dahingehend gelöst werden, daß sich die beteiligten Partner auf ein Splitting einigten. An der Finanzierung beteiligt sich die Kommune, das Gesundheitsamt, die Krankenkassen für ärztliche und nichtärztliche Leistungen, die Rentenversicherung (BfA und LVA) sowie die örtlichen und überörtlichen Sozialhilfeträger. Nach westlichem Muster wurden sozialpsychiatrische Dienste installiert, deren Aufgabenstellung den gemeindepsychiatrischen Zentren übertragen wurde. Auf diese Weise konnten alle Arbeitsplätze erhalten werden. Das Funktionieren des Systems ist vorläufig nicht gefährdet. Das Bundesministerium für Gesundheit (BMG) hat sich bereiterklärt, dieses Projekt im Rahmen der Modellförderung für 3 Jahre zu unterstützen. Es wurden Mittel bereitgestellt für ein die Arbeit des Modellverbundes begleitendes Forschungsprojekt, dessen Zielstellung darin besteht, die Effizienz des Verbundes nachzuweisen.

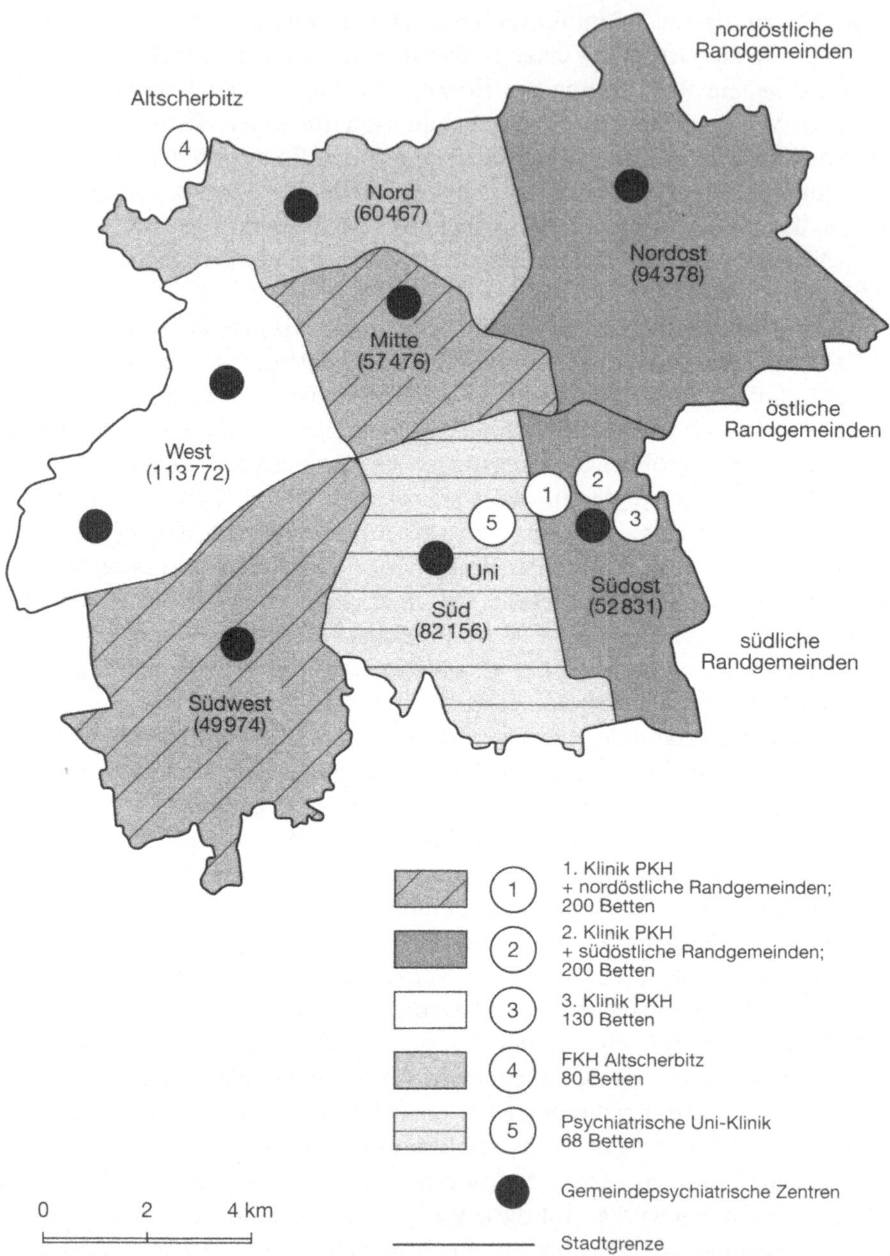

Abb. 1. Stadt Leipzig mit Sektoren 1991 (Einwohnerzahlen Stand 1990)

Von den in den gemeindepsychiatrischen Zentren tätigen Mitarbeitern ist inzwischen zu erfahren, daß die ersten Abrechnungsergebnisse auf eine tatsächliche Rentabilität hoffen lassen. Zu berücksichtigen sind dabei die deutlich niedrigeren Fallpauschalen (aber auch die ebenso niedrigeren Gehälter) gegenüber den Altbundesländern.

Die in den vergangenen Jahren gewachsenen Verflechtungen zwischen ambulanter und stationärer Betreuungsstrecke und anderen an der Betreuung psychisch Kranker beteiligten Institutionen, sind bisher erhalten geblieben. Die niedergelassenen Nervenärzte fügen sich ebenfalls ein. Daß sich neue Trägerschaften entwickelt haben, die Wohlfahrtsverbände, gemeinnützige Vereine u. ä., wird sich in Zukunft mit deren weiteren Etablierung und Ausbreitung höchstwahrscheinlich günstig auf die Gesamtbetreuung auswirken. Vor allem im Bereich der komplementären und flankierenden Einrichtungen sind perspektivisch noch viele Maschen im Netzwerk zu knüpfen. Noch immer fehlt es an Möglichkeiten für geschütztes Wohnen, es fehlen Betreuungseinheiten für geistig Behinderte, Tagesstätten, auch für Senioren, und es fehlen Plätze in Alten- und Pflegeheimen.

Ein besonderes Problem stellt die Beschaffung von Arbeitsplätzen für Behinderte und psychisch Kranke dar. Bis auf wenige Ausnahmen sind die meisten psychiatrischen Patienten arbeitslos geworden. Ein nahezu zwingender Bedarf besteht an geschützten Werkstätten und Rehabilitationsarbeitsplätzen. Inwieweit hier in den nächsten Jahren Abhilfe zu schaffen ist, läßt sich momentan kaum überblicken.

Zu bemerken ist noch, daß die gesamte Suchtbetreuung (diese bezieht sich bisher fast ausschließlich auf Alkoholkranke) nicht direkt in den gemeindepsychiatrischen Verbund integriert wurde. Die ehemals den Polikliniken angeschlossenen Suchtdispensaires und Beratungsstellen sind in ihrer früheren Form im wesentlichen erhalten oder gar erweitert worden, unterstehen dem Gesundheitsamt und kooperieren mit dem Verbund.

Für die mittelfristige Planung gibt es seitens der Experten und in Übereinstimmung mit dem zuständigen Dezernat der Stadt Vorstellungen, die gemeindenahe psychiatrische Betreuung noch weiter zu führen. Dies bezieht sich vor allem auf die Reduzierung von Betten im Park-Krankenhaus Leipzig-Dösen. Der Psychiatrieplan des Landes Sachsen ist in Arbeit, der Bettenplan liegt vor.

Im Park-Krankenhaus soll es ab 1991 noch 350 förderungsfähige psychiatrische Betten geben. An dieses Ziel sind verschiedene Bedingungen geknüpft. Mit einer Bettenzahl von 0,6–0,7 Betten/1000 Einwohner käme jede Basisklinik auf 70–80 Betten. Vorausgesetzt, daß keine Pflegefälle in diesen Kliniken untergebracht sind, reicht diese Zahl für bedarfsgerechte Versorgung aus.

Zur Betreuung der großen Anzahl derzeit noch im Krankenhaus lebender Patienten, ist eine Vielzahl der oben angeführten Komplementäreinrichtungen in den Stadtbezirken erforderlich. Notwendig sind vorrangig kleine, die Integration fördernde Betreuungseinheiten. So gesehen stellt es sich zumindest theoretisch als problemlos dar, das psychiatrische Großkrankenhaus in seinen Ausdehnungen drastisch zu verkleinern. Wünschenswert – mit durchaus realistischem Hintergrund – wäre es auch, eine oder sogar 2 Basiskliniken als psychiatrische Abteilung am Allgemeinkrankenhaus in das zu versorgende Territorium zu verlagern. Sowohl im Stadtbezirk West als auch im nördlichen Teil der Stadt existieren 2 Allgemeinkrankenhäuser, die ihre Bettenzahlen abbauen müssen und Platz böten für jeweils eine weitere psychiatrische Abteilung. Eine daran gebundene Selbstverständlichkeit ist die Übernahme der Versorgungspflicht für die zugeordnete Region.

Ob sich dieses patientengerechte, zukunftsweisende Konzept realisieren läßt, hängt sehr von vielen Unbekannten ab. Zumindest liegt es im Trend der „Ost-Enquête" [7], die in ihren wissenschaftlichen Grundlagen im vollen Umfang dem Expertenbericht der Bundesregierung folgt. Auf jeden Fall bestehen gerade in Leipzig die besten Chancen, das seit Jahren bestehende Modell weiter zu vervollkommenen und als positives Beispiel psychiatrischer Betreuung für Ost und West auszubauen [2].

Literatur

1. Bauer M (1977) Sektorisierte Psychiatrie. Enke, Stuttgart
2. Bauer M, Berger H (1988) Kommunale Psychiatrie auf dem Prüfstand. Enke, Stuttgart
3. Hahn H, Hirsch C, Rank R, Uhle M, Weise K (1988) Die psychiatrische Betreuung in Leipzig – 10 Jahre regionalisierte Versorgung einer Großstadt durch 3 Basiskliniken. Psychiatr Neurol Med Psychol (Leipzig) 40:4
4. Hahn R (1990) Die ambulante Versorgung in der Stadt Leipzig, dargestellt am Beispiel des Stadtbezirkes Südwest. Sozialpsychiatrische Informationen 20/3:9–11
5. Kulenkampff C, Hoffmann U (1990) Der Gemeindepsychiatrische Verbund. Rheinland-Verlag, Köln
6. Psychiatrie-Enquête (1975) Bericht über die Lage der Psychiatrie in der Bundesrepublik Deutschland. Zur psychiatrischen und psychotherapeutischen/psychosomatischen Versorgung der Bevölkerung. Bundestagsdrucksache 7/4200
7. Zur Lage der Psychiatrie in der ehemaligen DDR (1991) Bestandsaufnahme und Empfehlungen, 30. 05. 1991. Hrsg. im Auftrag des Bundesministers für Gesundheit

Zur Entwicklung der psychiatrischen Versorgung in Stuttgart bis 1995

K.-L. TÄSCHNER, J. FISCHER und P. DIETSCH

Angesichts der offenkundigen Schwierigkeiten in der stationär-psychiatrischen Versorgung der Stuttgarter Bevölkerung, die im November 1991 ihren vorläufigen Höhepunkt in einem Aufnahmestop für die Psychiatrische Klinik des Bürgerhospitals fanden, hat sich die Leitung der Klinik entschlossen, den für die Krankenversorgung in der Stadt verantwortlichen Entscheidungsträgern Wege aufzuweisen, die aus dem gegenwärtigen Mangelzustand hinausführen. In den vorliegenden Überlegungen werden bereits erarbeitete Teilplanungen zu einer Gesamtkonzeption zusammengefaßt, damit bestehende Mißstände überwunden und die psychiatrische Versorgung in nächster Zeit in angemessener Weise sichergestellt werden können. Die Überlegungen sollen die Grundlage für konkrete Schritte des Trägers sein und beruhen auf der Erfahrung derjenigen, die in der Klinik Verantwortung tragen, und auf den Erkenntnissen, die sich in der wissenschaftlichen Literatur, vor allem aber in der Psychiatrie-Enquête des Jahres 1975 und dem Bericht der Expertenkommission von 1988 [1, 2, 4, 5, 6] niedergeschlagen haben. Alle interessierten bzw. Verantwortung tragenden Mitarbeiter der Klinik haben die Gelegenheit genutzt, sich an einer Reihe von Planungs- und Entscheidungsprozessen zu beteiligen (Strukturkommission; Klinikkonferenz; Arbeitskreise zu Spezialproblemen, z. B. Angehörigenarbeit, Gerontopsychiatrie u. a.). Auch ein „Arbeitskreis Psychiatrie", der aus der Initiative des Personalrats hervorgegangen ist, hat in dieser Richtung Beiträge geleistet.

Es wird in der vorliegenden Studie versucht, die gegenwärtige Situation aus der Entwicklung mindestens der vergangenen 10 Jahre herzuleiten, die Ursachen der gegenwärtigen Stuttgarter Misere zu erkennen und Schlüsse für die Überwindung des z. Z. unbefriedigenden Zustandes zu ziehen. Die Studie formuliert Vorschläge zur Beseitigung des Mangels und zur Herstellung angemessener psychiatrischer Versorgungsgrundlagen und knüpft dabei an Vorschläge an, die die Klinikleitung seit 1979 mehrfach vorgebracht hat.

Die Entwicklung der psychiatrischen Versorgung in Stuttgart in den letzten 10 Jahren

Schon Ende der 70er, Anfang der 80er Jahre war klar, daß die stationär-psychiatrischen Versorgungsverhältnisse in der Stadt unzureichend waren, weil nicht genügend psychiatrische Behandlungsplätze zur Verfügung standen. Diese Erkenntnis fand Berücksichtigung in mehreren Erweiterungen der Bettenkapazität der Psychiatrischen Klinik des Bürgerhospitals und in einer umfassenden Sanierung und Renovierung der Gebäude der Klinik in jener Zeit.

Die sog. Schmellbachtal-Tagung 1984 kam zu dem Ergebnis, daß die psychosozialen Dienste und andere komplementäre Bereiche auszubauen und die Erweiterung der bestehenden Behandlungsbettenkapazität voranzutreiben seien. Die Klinik beteiligte sich mit eigenen Vorschlägen an der Diskussion. Gedacht war an die Einrichtung von 80–100 weiteren psychiatrischen Betten im Marienhospital. Dieser Plan wurde aber bald aufgegeben. An seine Stelle trat das Projekt der erneuten Erweiterung der Psychiatrischen Klinik des Bürgerhospitals von 206 auf 254 Betten, die durch Baumaßnahmen und Übernahme von Raum für 2 Stationen im Bau 10 des Bürgerhospitals im Jahre 1988 realisiert wurde.

Die Stadt als Träger der Klinik hatte sich zwischenzeitlich (1987) in einem Psychiatrie-Hearing vergewissert, ob die Konzeption des weiteren Ausbaus der psychiatrischen Klinik erfolgversprechend für die Sicherstellung der stationär-psychiatrischen Krankenversorgung in der Stadt sei. Die angehörten Experten versicherten dem Träger weitgehend übereinstimmend, daß die von der Klinikleitung vorgelegte und später mehrfach publizierte Konzeption [7] der Erweiterung der Klinik bei gleichzeitiger Beibehaltung ihrer zentralen, in einigen Bereichen auch horizontalen Organisationsstruktur das wesentliche und entscheidende Element erfolgreicher, zukunftsorientierter psychiatrischer Krankenversorgung enthalte und die optimale Grundlage für die weitere Planung darstelle. Wichtig seien indessen flankierende Maßnahmen, unter denen die volle Einbeziehung der Klinik der offenen Tür[1] in die Krankenversorgung [2] und der Ausbau komplementärer Strukturen von elementarer Bedeutung seien. Zugleich seien die ambulanten psychosozialen Dienste auszubauen und die psychiatrische Klinik zumindest vorübergehend durch Sektorisierung und Zuordnung einzelner Stadtteile zu auswärtigen psychiatrischen Kliniken zu entlasten.

In der Folge kam es lediglich zum vollständigen flächendeckenden Ausbau der ambulanten psychosozialen Dienste, die in den meisten Stadtteilen bereits

[1] Diese zweite psychiatrische Klinik in Stuttgart betreibt 101 offen-stationäre und 35 tagesklinische Behandlungsplätze und arbeitet überwiegend psychotherapeutisch. Ihr Einzugsgebiet ist der mittlere Neckarraum.

existierten. Die Erweiterung der Psychiatrischen Klinik des Bürgerhospitals bei gleichzeitiger Beibehaltung ihrer bisherigen zentralen Gliederung war zu diesem Zeitpunkt schon eingeleitet und wurde ein Jahr später zu Ende gebracht. Die flankierenden Maßnahmen, die die Experten angemahnt hatten, blieben indes aus, obgleich die psychiatrische Klinik in einer Vielzahl von Planungskonzeptionen dazu die Initiative ergriff.

In diesem Zusammenhang verstand es insbesondere die Klinik der offenen Tür, sich aus den psychiatrischen Regel- und Akutversorgungsaufgaben für Stuttgart bis heute herauszuhalten. Ein großer Teil ihrer Patienten stammt bis heute nicht aus Stuttgart. Unverständlicherweise vermochte es die Stadt nicht, die Klinik der offenen Tür, etwa durch geeignete Auflagen, in die Pflicht zu nehmen.

Von der Psychiatrischen Klinik des Bürgerhospitals wurden seit etwa 10 Jahren immer wieder z. T. gleichlautende Konzeptionen zur Verbesserung der Situation in Stuttgart erarbeitet und vorgelegt, u. a. zu den Themen: stationäre Strukturen, Sektorisierung, Institutsambulanz, Tagesklinik, gerontopsychiatrische Tagesklinik, Arbeitstherapie, Einrichtung zur Entgiftung Opiatsüchtiger/Polytoxikomaner, Stadthaus (intensiv betreutes Wohnen für chronisch psychisch Kranke).

Die derzeitige Situation in der Versorgung psychisch Kranker in Stuttgart und ihre Ursachen

Zur stationär-psychiatrischen Versorgung der 570000 Einwohner Stuttgarts werden unter Zugrundelegung des Bettenschlüssels von 0,73‰ 415 Behandlungsplätze benötigt. Zur Verfügung stehen aber nur 254 Plätze in der Psychiatrischen Klinik des Bürgerhospitals, 101 Plätze in der Klinik der offenen Tür, dazu 35 Plätze in der dortigen Tagesklinik (die zu einem Drittel angerechnet werden könnten) und 16 bzw. 15 Plätze in der Klinik des Rudolf-Sophien-Stifts bzw. der Klinik für Chronomedizin. Da die rein rechnerisch vorhandenen 101 Plätze der Klinik der offenen Tür nur allenfalls zur Hälfte Stuttgarter Patienten zur Verfügung stehen, ergibt sich derzeit ein Bestand an stationär-psychiatrischen Behandlungsbetten in Stuttgart von 254 + 51 + 31 = 336. Rechnet man die Tagesklinikplätze der Klinik der offenen Tür mit einem Drittel an, so ergibt sich ein Bestand von maximal 348 Behandlungsplätzen, mit anderen Worten: ein Fehlbestand von mindestens 68 Plätzen. Dabei bleibt der Umstand unberücksichtigt, daß in der Klinik der offenen Tür nur Patienten mit leichteren psychischen Störungen und nicht solche mit einer Vielzahl akuter psychischer Krankheiten behandelt werden. Die 31 Betten des Rudolf-Sophien-Stiftes und der Klinik für Chronomedizin werden voll eingerechnet, obwohl hier erhebliche Einschränkungen zu machen sein dürften und eine Anrechnung allenfalls zu 50% gerechtfertigt scheint. In dem angesprochenen Bettenfehlbestand liegt *eine* Ursache (1.) der unzulänglichen Versorgungssituation für psychisch Kranke in Stuttgart.

Eine *weitere* Ursache (2.) der bestehenden Versorgungsmisere ergibt sich aus dem Mangel an Pflegepersonal an der Psychiatrischen Klinik des Bürgerhospitals. Hier sind seit längerer Zeit mehr als 20 Personalstellen nicht zu besetzen. Die Folge dieses Personalmangels ist die Reduktion des Bettenbestandes der Klinik auf 229 seit 1988.

Das mangelnde Angebot an stationär-psychiatrischen Behandlungsplätzen wirkte sich in den vergangenen Jahren so aus, daß die Klinik praktisch laufend bis zu 20 Patienten in sog. Flur- oder Überbetten behandeln mußte und dadurch die mehrfach so bezeichneten feldlazarettähnlichen Behandlungsbedingungen in der Klinik resultierten. Dadurch kam es aber auch zur Überlastung des Pflegepersonals, mit der Folge eines hohen Krankenstandes, hoher Fluktuation und Abwanderung, und zu einer weiteren Verschlechterung der Versorgungssituation.

Die Klinik ist, nach einem Aufnahmestop am 07. 11. 1991, derzeit wieder mit oft weit mehr als 230 Patienten überbelegt, trotz des vereinbarten Aufnahmelimits von 229. Von den vereinbarten Verlegungs- und Verweisungsmöglichkeiten in andere psychiatrische Landeskrankenhäuser muß nun trotz aller – aus psychiatrischer Sicht berechtigten – Bedenken Gebrauch gemacht werden.

Eine 3. Ursache ist die Belegung einer Vielzahl von stationären Behandlungsplätzen mit chronisch psychisch Kranken. Sie machen in der psychiatrischen Klinik etwa 30% aus. Das Ergebnis ist eine mangelhafte Zahl für Akutfälle tatsächlich zur Verfügung stehender Betten. Ein Teil der Chroniker könnte in außerklinischen Einrichtungen betreut werden, wenn es sie gäbe. Eine ambulante Betreuung – etwa durch die psychosozialen Dienste – gelingt nicht in einer Weise, daß es zu einer nennenswerten Verminderung der stationären Aufnahmen käme.

4. ist der Mangel an komplettierenden Einrichtungen zu nennen, in denen ein Teil der psychiatrischen Patienten zumindest zeitweise betreut werden könnte mit dem Ergebnis einer Verringerung der stationären Aufnahmehäufigkeit (Institutsambulanz, Tagesklinik, Entgiftungseinrichtung für Drogenabhängige, fachpsychiatrisch betreute Wohneinrichtungen usw.).

5. ist ein Mangel an gerontopsychiatrisch ausreichend qualifizierten und betreuten Heim- und Pflegeplätzen für alte Menschen zu beklagen.

Das Fehlen eines qualifizierten nervenärztlichen Notdienstes nachts und an Wochenenden führt schließlich *als weiterer Faktor* (6.) zu einer Vielzahl von ambulanten Konsultationen und auch stationären Einweisungen in die Psychiatrische Klinik des Bürgerhospitals, die zu vermeiden wären. Hier ist dem Ausbau einer zuverlässigen ambulanten psychiatrischen Versorgung zu Zeiten, in denen psychische Krisen häufig ausbrechen (nachts, an Wochenenden) besondere Aufmerksamkeit zu schenken. Die bisherigen Ansätze müssen auch seitens der ärztlichen Selbstverwaltung qualifiziert und ausgebaut werden.

Schließlich verfügt die Klinik 7. nicht vollständig über das einem Hause der Maximalversorgung angemessene Behandlungsinventar. Die Schaffung einer effizienten Ergotherapie würde sicher nicht nur zur Entlastung des Pflegepersonals in Teilbereichen führen.

Maßnahmen zur Entwicklung einer effizienten Versorgung psychisch Kranker

Eine Verbesserung der stationär-psychiatrischen Versorgungssituation kann nur herbeigeführt werden, wenn es gelingt, die unter 3. aufgeführten Ursachen der gegenwärtigen Mangelsituation zu beseitigen, wobei hierzu die unter 2. aufgeführten und von der Klinik in der Vergangenheit federführend erarbeiteten und den maßgeblichen Gremien vorgelegten Konzeptionen zugrunde zu legen sind.

Folgt man den darin niedergelegten Empfehlungen und Forderungen, so erübrigt sich möglicherweise die Schaffung neuer stationärer Behandlungsplätze weitgehend, lediglich die Schaffung der Plätze für eine Entgiftungseinrichtung und die im Verhältnis 3 : 1 anzurechnenden Plätze einer Tagesklinik sind unumgänglich. Es ist zu betonen, daß es – mit der vorstehenden Maßgabe – der Schaffung neuer psychiatrischer Krankenhausbetten mit hoher Wahrscheinlichkeit nicht bedarf, wenn die Forderungen des Psychiatrie-Hearings von 1987 erfüllt werden, also die Klinik der offenen Tür vollständig in die psychiatrische Krankenversorgung einbezogen wird und die komplementären Dienste bedarfsentsprechend ausgebaut werden (betreutes Wohnen, Alten- und Pflegeheimsektor, Intensivierung des Einsatzes der psychosozialen Dienste, Ausbau des Notfalldienstes, Institutionsambulanz, Tagesklinik usw.). Sollte die Klinik der offenen Tür die hier beschriebenen Versorgungsaufgaben auch in Zukunft nicht wahrnehmen, so wäre die Schaffung einer entsprechenden Zahl stationärer Behandlungsplätze andernorts unumgänglich. Die Grundsanierung der psychiatrischen Versorgung in Stuttgart wird also weitgehend „bettenneutral", aber selbstverständlich nicht kostenneutral zu bewerkstelligen sein, wenn die Klinik der offenen Tür einbezogen wird. Es bleibt ein Satz zu wiederholen: Die psychiatrische Versorgung in Stuttgart wird so gut bzw. so mangelhaft sein, wie sie die verantwortlichen Träger haben wollen. Der Träger (die Stadt Stuttgart) kann aus seiner letzten Verantwortung für die psychiatrische Versorgung insoweit nicht entlassen werden.

Für die Entwicklung bedarfsorientierter psychiatrischer Versorgungsverhältnisse ist ein *Stufenplan* vorzusehen, der über ca. 5 Jahre hinweg eine schrittweise Sanierung beinhaltet.

In einer *ersten Stufe* erfolgt die Stabilisierung des Ist-Standes. Eine *zweite Stufe* dient dem „Endausbau" der Psychiatrischen Klinik des Bürgerhospitals. In der *dritten Stufe* schließlich kommt es zur Herbeiführung einer bedarfsgerechten Versorgung der Stuttgarter Bevölkerung im Sinne eines umfassenden und zielgruppenorientierten stationären Behandlungsangebotes, das in ein Netz vielfältiger psychosozialer Hilfsangebote eingeknüpft ist.

Im einzelnen werden in der *ersten Stufe* in der Psychiatrischen Klinik des Bürgerhospitals eng kooperierende Stationsverbünde aus je einer geschlossenen und einer offenen Station weiter ausgebaut. Die Spezialstationen bleiben erhalten. Die verantwortliche Zuständigkeit der Oberärzte für je einen derartigen Verbund wird verstärkt. Die zentrale Organisationsstruktur der Klinik bleibt als bewährtes Strukturelement erhalten. Sie wird ergänzt durch klinikinterne Arbeitsgruppen und ständige Konferenzen, an denen alle Berufsgruppen beteiligt sind und die sich bisher schon bewährt haben.

Von der Klinik der offenen Tür wird in dieser ersten Stufe erwartet, daß sie Betten zur Übernahme entaktualisierter Stuttgarter Akutpatienten aus psychiatrischen Landeskrankenhäusern vorhält. Die Klinik beginnt, sich an der Enthospitalisierung von Langzeitpatienten aus den umliegenden psychiatrischen Landeskrankenhäusern und deren Reintegration in Stuttgart aktiv zu beteiligen.

Die psychiatrischen Landeskrankenhäuser sollen in dieser ersten Phase ca. 50 Aufnahmebetten im Akutbereich für Stuttgarter Patienten zur Verfügung stellen, das entspricht etwa den Zusagen aus der Besprechung im Sozialministerium vom November 1991 anläßlich des Aufnahmestops.

Im Wohnbereich sind die zur Verfügung stehenden Plätze mit Intensivbetreuung zu verdoppeln. Intensiv betreutes Einzelwohnen ist in gleichem Umfang zu fördern und auszubauen. Dem betroffenen Personenkreis ist Wohnraum aus städtischem Besitz zuzuteilen (s. das Beispiel der Stadt Offenbach am Main). Die psychosozialen Dienste sollen ein Angebot täglicher Intensivbetreuung für einen besonderen Personenkreis (vor allem für chronisch psychisch Kranke) schaffen (s. das Beispiel der Stadt Bremen). Tagesstruktierende Maßnahmen sollten von den Diensten stärker als bisher angeboten werden, ebenso psychoedukative Familienarbeit und Sozialtraining.

In der *Stufe 2* wird an der Psychiatrischen Klinik des Bürgerhospitals eine derzeit geschlossene Aufnahmestation wiedereröffnet. Ein spezielles Konzept ist mit den dafür zur Verfügung stehenden Mitarbeitern bereits erarbeitet worden. Hierzu ist es notwendig, mit Hilfe eines neuen Arbeitszeitmodells Personal zu gewinnen. Die dann funktionierenden 3 Stationsverbünde sollen zumindest teilweise sektorisiert werden. In den derzeit fremdgenutzten Räumen des Bürgerhospitals in direkter Nachbarschaft zur psychiatrischen Klinik wird die Drogenentgiftungsstation eröffnet, zugleich nimmt die Arbeitstherapie ihre Funktion auf. Innerhalb der Klinik werden 20–25 Tagesklinikplätze eröffnet.

Die Klinik der offenen Tür wird in der zweiten Stufe die Maßnahmen fortführen, die sie in der ersten Stufe aufgenommen hat. Sie wird die Voraussetzungen schaffen, um mit der vollen, unausgelesenen Versorgung eines ihr zuzuordnenden Stadtteils (Sektors) zu beginnen.

Die psychiatrischen Landeskrankenhäuser stellen nur noch ca. 25 Aufnahmebetten im Akutbereich zur Verfügung.

Im Wohnbereich erfolgt eine weitere Erhöhung der Zahl der intensiv betreuten Wohnplätze. Das Stadthaus (Lindheim) mit ca. 20 Plätzen wird eröffnet. Träger ist die Stadt. Zur Tagesstrukturierung erfolgt ein Arbeitstherapieverbund mit dem Bürgerhospital (Modell Bremen). Zusätzlich werden beschützende Einrichtungen zur Unterbringung von Patienten auch nach dem neuen Betreuungsgesetz geschaffen. Die psychosozialen Dienste dehnen ihre Aktivitäten auf die Nacht, die Wochenenden und die Feiertage aus.

In der *Stufe 3* übernimmt die Psychiatrische Klinik des Bürgerhospitals mit ihren 254 Betten (zuzüglich ca. 20–25 Tagesklinikplätzen die spätestens jetzt zu schaffen sind) die Vollversorgung für einen Sektor von 410000 Einwohnern. Dabei wird die Bettenmeßziffer von 0,73‰ nicht erreicht. Mögliche Versorgungslücken werden nach der derzeitigen Planung durch den zügigen Ausbau der komplementären Einrichtungen nicht zu gravierenden Engpässen führen. Wurde die Tagesklinik bereits in Stufe 2 geschaffen, so muß spätestens jetzt die Institutsambulanz eröffnet werden.

Parallel zu diesen Maßnahmen sind ergänzende Schritte notwendig. So ist die Angehörigenarbeit zu fördern, wobei die in der Psychiatrischen Klinik des Bürgerhospitals seit Jahren etablierte Gruppe als Modell für Gruppen anderer Träger und Einrichtungen dienen kann. Die psychosozialen Dienste bauen den Bereich der psychoedukativen Familienarbeit aus, der dort bislang brachliegt. Auch Betroffenen- und Selbsthilfegruppen sind zu fördern. Ein ambulanter psychiatrischer Notdienst für die Nacht und die Wochenenden durch die niedergelassenen Nervenärzte wird errichtet. Diese Maßnahme kann sinnvollerweise auch schon zu einem früheren Zeitpunkt in Angriff genommen werden.

Die Klinik der offenen Tür wird in der dritten Stufe die Vollversorgung eines Sektors von 161000 Einwohnern – entsprechend ihrem Anteil an der Gesamtzahl psychiatrischer Betten in Stuttgart – in den neuen Räumen (Furtbachkrankenhaus) übernehmen.

Die psychiatrischen Landeskrankenhäuser werden aus ihrer Hilfestellung in der Versorgung Stuttgarter Patienten entlassen. Die Enthospitalisierung aus Stuttgart stammender chronisch psychisch Kranker wird weitergeführt, auch durch die Psychiatrische Klinik des Bürgerhospitals.

Im Wohnbereich bauen die freien Träger ihre Kapazitäten weiter aus. Gegebenenfalls kann sich die Psychiatrische Klinik des Bürgerhospitals hieran beteiligen. Die Rückholung jüngerer Dauerinsassen von psychiatrischen Landeskrankenhäusern bzw. Heimen nach Stuttgart kann weiterbetrieben und ggf. abgeschlossen werden (s. das Beispiel Bremen).

Es erscheint derzeit realistisch, daß insbesondere durch den Ausbau der komplementären Einrichtungen die Schaffung neuer stationärer Behandlungsplätze in Stuttgart vermieden werden kann. Durch die Tagesklinik können etwa 5–10 stationäre Behandlungsplätze ersetzt werden, durch die Institutsambulanz ebensoviele, genau wie durch die Entgiftungsstation für Drogenabhängige und die Optimierung der ambulanten psychosozialen Dienste. Der Ausbau des Bereiches „beschütztes Wohnen“ kann 20–30 stationäre Behandlungsplätze ersetzen, und von der Schaffung des Stadthauses (Lindheim) wird die Einsparung von 10 stationären Behandlungsplätzen erwartet, das sind insgesamt 55–80 stationäre Behandlungsplätze, also etwa diejenige Summe, die eingangs als in Stuttgart fehlend beschrieben worden ist. Bei diesen Zahlenangaben handelt es sich um Schätzungen aus heutiger klinischer Sicht, die in der Praxis natürlich erst noch ihre Bestätigung finden müssen.

Alle diese Maßnahmen können nach dem derzeitigen Stand der Informationen bis Ende 1995 bewältigt werden. Besondere Aufmerksamkeit braucht vor allem die Gruppe der chronisch psychisch Kranken, die auch nach den Vorstellungen des unlängst vorgelegten Konzepts der psychosozialen Dienste und freien Träger in enger Vernetzung mit stationären Behandlungsangeboten einer intensiven Betreuung bedarf.

Zusammenfassung

Anliegen der vorstehenden Überlegungen ist es, Anstöße zu vermitteln, um die Struktur der Behandlungs- und Versorgungsinstitutionen für psychisch Kranke in Stuttgart so fortzuentwickeln, daß sich die Lage dieser Gruppe von Patienten nachhaltig bessert. Es wird ausdrücklich nicht das Optimale gefordert, sondern das Notwendige, nicht das Wünschenswerte, sondern das Machbare. Wir wollen einen Weg zeigen, wie ein Stück Leben in der Gemeinde besser zu gestalten ist.

Literatur

1. Empfehlungen der Expertenkommission der Bundesregierung zur Reform der Versorgung im psychiatrischen und psychotherapeutisch/psychosomatischen Bereich. Bonn: Bundesminister für Jugend, Familie, Frauen und Gesundheit, 11. November 1988
2. Landeshauptstadt Stuttgart. Gesundheitsreferat. Krankenhausplanbetten in der Landeshauptstadt Stuttgart. Stand 1. Januar 1990. Presse- und Informationsamt, 1990

3. Psychiatrie-Enquête (1975) Bericht über die Lage der Psychiatrie in der Bundesrepublik Deutschland. Zur psychiatrischen und psychotherapeutisch/psychosomatischen Versorgung der Bevölkerung. Bundestagsdrucksache 7/4200
4. Schriftenreihe der Aktion Psychisch Kranke. Köln 1983–86
5. Schriftenreihe des Bundesministers für Jugend, Familie, Frauen und Gesundheit. Stuttgart Berlin Köln Mainz, 1986
6. Schriftenreihe des Ministeriums für Arbeit, Gesundheit, Familie und Frauen Baden-Württemberg. Stuttgart, 1991
7. Täschner K-L (1989) Zur Situation und strukturellen Konzeption der Psychiatrischen Klinik des Bürgerhospitals der Stadt Stuttgart. Spektrum 6:249–254

Anmerkung bei der Korrektur im September 1994

Zwischen der Erstellung des Manuskripts und der Drucklegung sind mehr als 2 Jahre vergangen. Deshalb ist der Hinweis erforderlich, daß es mittlerweile gelungen ist, einen Teil der als notwendig beschriebenen Maßnahmen zu realisieren. So wird die Klinik der offenen Tür in ein eigenes Gebäude umziehen und ab Anfang 1996 in die stationär psychiatrische Versorgung der Stuttgarter Bevölkerung einbezogen sein. Sie wird mit 70 Betten und 34 Tagesklinikplätzen einen Sektor Stuttgarts mit insgesamt 123000 Einwohnern voll zu versorgen haben. Die Psychiatrische Klinik des Bürgerhospitals verfügt mittlerweile über eine ausgebaute Ergotherapie mit modernen Arbeitstherapieplätzen, dieser Bereich wird weiter ausgebaut. Am 01. 10. 1994 wird eine Tagesklinik mit 25 Behandlungsplätzen ihre Arbeit aufnehmen. Gleichzeitig werden wir eine Drogenentgiftungsstation mit 20 Behandlungsplätzen eröffnen. Nicht gelungen sind bis heute eine Reform der Tätigkeit der Psychosozialen Dienste, ein nennenswerter Ausbau der Wohngruppenplätze, die Rückführung der auswärtig untergebrachten chronisch kranken Stuttgarter Bürger und die Gewinnung von ausreichend Pflegepersonal für den Betrieb aller vorgehaltenen Behandlungsplätze an unserem Hause. Noch immer stehen 20 Betten leer und können wegen Pflegepersonalmangels nicht betrieben werden. Die Errichtung des Stadthauses für chronisch psychisch Kranke mit 20 Plätzen verzögert sich und befindet sich bezüglich der Planung in einer kritischen Phase. Insgesamt dürfte es jedoch insbesondere ab 1996 zu einer spürbaren Verbesserung der psychiatrischen Versorgungssituation in Stuttgart kommen.

Psychiatrische Versorgungsplanung für die Stadt Karlsruhe und den mittelbadischen Raum

G. Ulmar

Im Frühjahr 1992 hatte die Stadt Karlsruhe von dem „bis zur Schaffung von ausreichenden Einrichtungen durch die Stadt hilfsweise aufnahmepflichtigen" PLK Wiesloch eine Stellungnahme zur Frage der Vollversorgung des Stadtkreises erbeten. Von Seiten des PLK Wiesloch wurden daraufhin Vorstellungen einer klar definierten Kooperation der beteiligten stationären Einrichtungen entwickelt, mit dem Ziel einer schrittweisen Übernahme der Vollversorgung durch die Städtische Psychiatrische Klinik Karlsruhe. Dabei mußte berücksichtigt werden, daß im Großraum Karlsruhe, wie in anderen Ballungsräumen, auch die Stadtrandbevölkerung eine Versorgung im Zentrum beansprucht.

Die Stellungnahme des PLK Wiesloch wird im folgenden, leicht ergänzt und erweitert, dargestellt.

1. Nach dem Krankenhausgesetz Baden-Württemberg ist ein Krankenhaus „im Rahmen seiner Aufgabenstellung und Leistungsfähigkeit" zur Aufnahme und Versorgung verpflichtet. Einerseits sind den einzelnen psychiatrischen Krankenhäusern „keine speziellen Pflichtversorgungsgebiete" zugeordnet, andererseits ist „im Sinne einer regionalen Versorgung grundsätzlich das Einzugsgebiet ausschlaggebend" für die Zuständigkeit einer Klinik. Ein Kranker aus einem regional (durch Kreis-, Gemeinde- oder Gemeindebezirksgrenzen) definierten Einzugsgebiet muß also, wenn er dies wünscht, in der zuständigen Einrichtung versorgt werden. *Sektorversorgung* bedeutet, daß ihm dieses Recht tatsächlich und nicht nur dem Grundsatz nach gewährt wird. Auch nach Meinung des Sozialministeriums kann unter der Aufgabenstellung eines städtischen Krankenhauses nichts anderes verstanden werden als eben die Versorgung der Stadtbevölkerung bzw. die Vollversorgung der Stadt. Zu den Aufgaben zählt auch, sich für die zu erwartenden Klientel leistungsfähig zu halten, z. B. durch Bereitstellung freier Betten für Notfälle.

In diesem Sinne werden in Baden-Württemberg Landkreise durch die Kreiskrankenhäuser in Tauberbischofsheim, Freudenstadt und Nürtingen de facto voll versorgt.

Aus der Sicht unserer Karlsruher Patienten ist eine Behandlung im Landeskrankenhaus mitunter ein Entfernungsproblem, kein Qualitätsproblem. Die psychiatrische Versorgung funktioniert trotzdem, weil durch Ministerialerlaß den 9 staatlichen und 2 privaten Krankenhäusern regionale Einzugsgebiete (also doch spezielle Pflichtversorgungsgebiete) zugewiesen sind, und weil seelisch Kranke ihr Recht auf freie Wahl des Krankenhauses nur ganz ausnahmsweise einfordern und in der Regel dulden, daß Ärzte oder sogar Ambulanzwagenfahrer für sie entscheiden, wo eine notwendige stationäre Behandlung erfolgt.

Die Vollversorgung einer Gemeinde läßt sich deshalb nicht „beantragen". Sie hängt von 2 Voraussetzungen ab:

- *Quantitativ* von der Zahl vorhandener Betten im Stadt- bzw. Landkreis. Diese ist z. B. in Tauberbischofsheim, Darmstadt und Offenbach ausreichend, in Karlsruhe, Mannheim, Stuttgart und Kassel aber schon rechnerisch zu klein.

Während Stuttgarter seelisch Kranke, trotz guten Willens der Psychiatrischen Klinik des Bürgerhospitals in Krisenzeiten über das ganze Bundesland verteilt werden müssen, hat die Stadt Kassel einer derartigen Entwicklung von vornherein entgegengesteuert. Die in Kassel praktizierte Sektorversorgung (vgl. Abb. 2) verhindert einen Dampfkesseleffekt und auch die Ungleichbehandlung von akut und chronisch Kranken.

- *Qualitativ* von der tätigen Bereitschaft der Klinikleitung und des Sozialdezernenten zur Vollversorgung, wozu auch die Motivierung niedergelassener Ärzte und die Abstimmung mit dem bisher aufnahmepflichtigen Großkrankenhaus zählen.

Eine Versorgung nach anderen als regionalen Gesichtspunkten ist nach dem Urteil fast aller Psychiater nicht zeitgemäß und führt zu Selektionseffekten im Sinne einer Zweiklassenpsychiatrie.

2. Der Bettenbedarf für den Stadtkreis Karlsruhe wurde im Psychiatrieplan 1974 mit 259 klinischen Betten errechnet. Während das PLK Wiesloch jenen Planungen zustimmte, die eine Herausnahme der Stadt aus seinem Pflichtversorgungsgebiet ermöglicht hätte, wurde es nicht mehr angehört, als später die Zahl der Karlsruher Psychiatriebetten auf 140 zusammengestrichen wurde: Damit war die Etablierung eines weiteren „Kleinversorgers" im großen Wieslocher Einzugsgebiet (Reg.-Bez. Nordbaden, 1,8 Mio. Einwohner) vorgezeichnet). Heute gilt das Motto: „In die Städtische Psychiatrische Klinik *darf* man, nach Wiesloch aber *muß* man".

Karlsruhe mit 270000 Einwohnern verfügt Ende 1992 über 140 Betten und 35 Tagesklinikplätze (0,52 Betten/1000 Einwohner). Zur umfassenden Versorgung der Stadt Karlsruhe sind bei einer Bettenmeßziffer von 0,66 Betten[1] bzw. 0,73 Betten[2] auf 1000 Einwohner rund 180 bis 200 Betten notwendig[3]. Wenn die psychiatrische Klinik darüber hinaus Verlegungswünschen benach-

---

[1] Bundesdurchschnitt vollversorgender Abteilungen.

[2] Planungsdaten Baden-Württemberg.

[3] Ohne Kinder- und Jugendpsychiatrie bzw. Maßregelvollzug.

barter somatischer Kliniken entsprechen soll, erhöht sich die Zahl der notwendigen Betten um rund 10% auf ca. 220. Mit den in Frage kommenden Trägern und dem Sozialministerium muß deshalb über eine Aufstockung der Psychiatriebettenzahl in Karlsruhe um rund 80 konkret nachgedacht werden.

Unter Einbeziehung der badischen Stadtrandgemeinden umfaßt der Großraum Karlsruhe rund 400000 Einwohner. Der Landkreis Karlsruhe (360000 Einwohner) ist traditionell auf die Kreisstadt hin orientiert, zudem besteht eine verkehrsmäßige und kulturelle Anbindung von Teilen des Enzkreises (Bad Herrenalb), des durch das PLK Emmendingen versorgten Landkreises Rastatt und einiger linksrheinischer Orte (Wörth) an das mittelbadische Zentrum Karlsruhe (Abb. 1).

Dieses gilt für den Karlsruher Raum, ebenso auch für andere baden-württembergische Versorgungsregionen wie Stuttgart/Ludwigsburg, Tübingen/Reutlingen und Mannheim/Heidelberg.

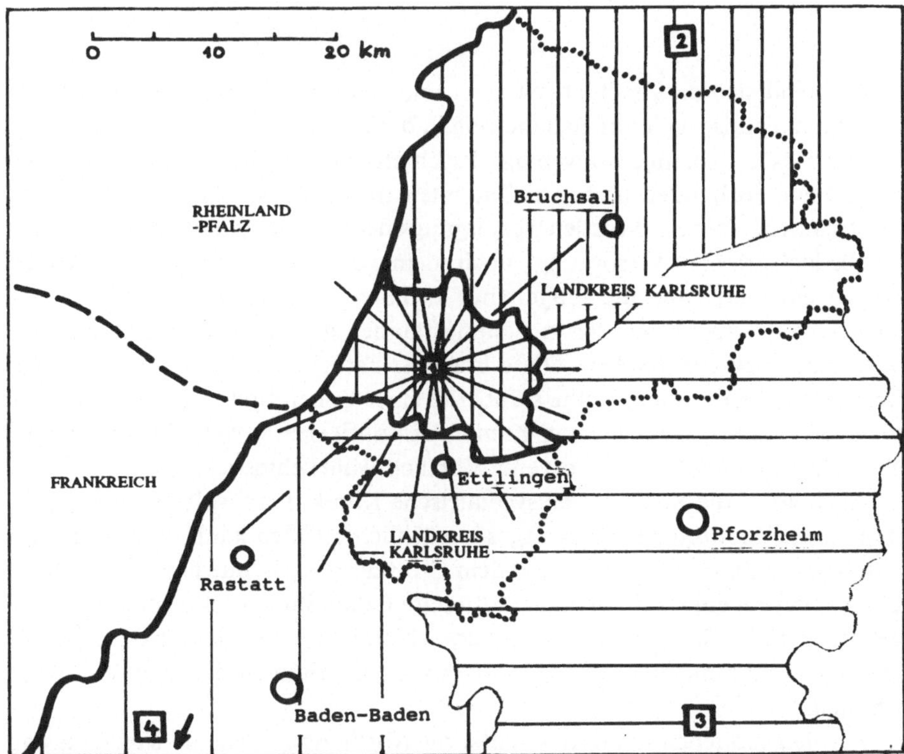

Abb. 1. Versorgungsregion Karlsruhe-Mittelbaden. 1 Psychiatr. Klinik Karlsruhe (140 Betten); 2 PLK Wiesloch (1291 Betten), Entfernung von Karlsruhe: 45 km; 3 LK Calw-Hirsau (503 Betten), Entfernung von Karlsruhe: 54 km; 4 PLK Emmendingen (981 Betten), Entfernung von Karlsruhe: 140 km

Tabelle 1. Verteilung der Patienten aus der Stadt und dem Landkreis Karlsruhe auf die Einrichtungen in Karlsruhe, Wiesloch und Calw-Hirsau (Aufnahmen 1991: Karlsruhe, Karlsruhe-Land)

		PLK Wiesloch	Psychiat. Klinik Karlsruhe	LK Calw-Hirsau
Stadt Karlsruhe	1466 (100%)	431 (29,4%) 8,2%	1023 (69,8%) 69,5%	12 (0,8%) 0,4%
Landkreis Karlsruhe	1128 (100%)	549 (48,7%) 10,4%	249 (22,1%) 16,9%	330 (29,6%) 10,1%
Sonstige		4305 81,4%	199 13,5%	2913 89,5%
Insgesamt		5285 100%	1471 100%	3255 100%

Während sich die Psychiatrie erneut und zeitgemäß umgestaltet hat, bleibt der Patientenanspruch auf Behandlung in der Gemeinde bzw. in Gemeindenähe uneinlösbar, solange notwendige Psychiatriebetten überwiegend im ländlichen Raum vorhanden sind, d.h. Patientenströme den strukturellen Vorgaben einer von 150 Jahren aktuellen Versorgungsideologie folgen müssen. Wenn eine „bedarfsgerechte Versorgung“ auch meint, daß dort versorgt wird, wo der Bedarf entsteht, kann die Frage einer grundlegenden Umverteilung der Psychiatriebetten zugunsten der in Ballungsräumen gelegenen Herkunftsgemeinden nicht ungestellt bleiben. Diese Frage ist natürlich auch eine Kostenfrage. Bei langfristiger Planung sollte sie aber in einer Generation zu lösen sein, wenn die Krankenhauspsychiater und Kommunalpolitiker ihre Aufgabe als Fürsprecher ihrer psychisch Kranken verantwortlich wahrnehmen.

Auch wenn die Karlsruher Psychiatrische Klinik ihren Vollversorgungsauftrag für die Stadtbürger eines Tages tatsächlich erfüllen kann, werden Bürger aus dem Landkreis (Tabelle 1) und dem Großraum Karlsruhe bzw. deren Hausärzte weiterhin eine wohnortnahe stationäre Behandlung suchen und nur mangels Alternative das noch relativ gut erreichbare PLK Wiesloch bzw. die abgelegenen Fachkrankenhäuser in Calw-Hirsau und Emmendingen in Anspruch nehmen.

Für den südlichen Landkreis Karlsruhe (Ettlingen) sowie die Kreise Rastatt und Baden-Baden ist deshalb eine eigene psychiatrische Klinik oder Abteilung erforderlich. Diese Einrichtung kann, von einem sorgfältig zu wählenden zentralen Standort aus, Versorgungsaufgaben der ehemaligen mittelbadischen Anstalt Illenau übernehmen.

Neben dem stationären Bereich ist für eine Stadt wie Karlsruhe ein zusätzliches Kontingent von rund 60 Wohnheim- und 20–30 Wohngemeinschaftsplätzen notwendig. Wenn man „new chronics" nicht weiter durch Verlagerung von Karlsruhe nach Wiesloch entwurzeln will, müßten vor Ort auch geschlossene oder teiloffene Heimplätze unter fachärztlicher Leitung – analog den badischen Kreispflegeheimen – bereitgehalten werden. Nach schottischen Untersuchungen wären dies 5–12 Plätze auf 100000 Einwohner.

3. Den von der Stadt Karlsruhe schon seit Jahren geäußerten Vorsatz, alle Stadtbürger gemeindenah zu versorgen, halte ich für unbedingt unterstützenswert. Man sollte die Aufgabe ohne Verzug und zielbewußt in Angriff nehmen.

Solange die Bettenkapazität der Städtischen Psychiatrischen Klinik für eine Vollversorgung der Stadt Karlsruhe nicht ausreicht – und das wird erfah-

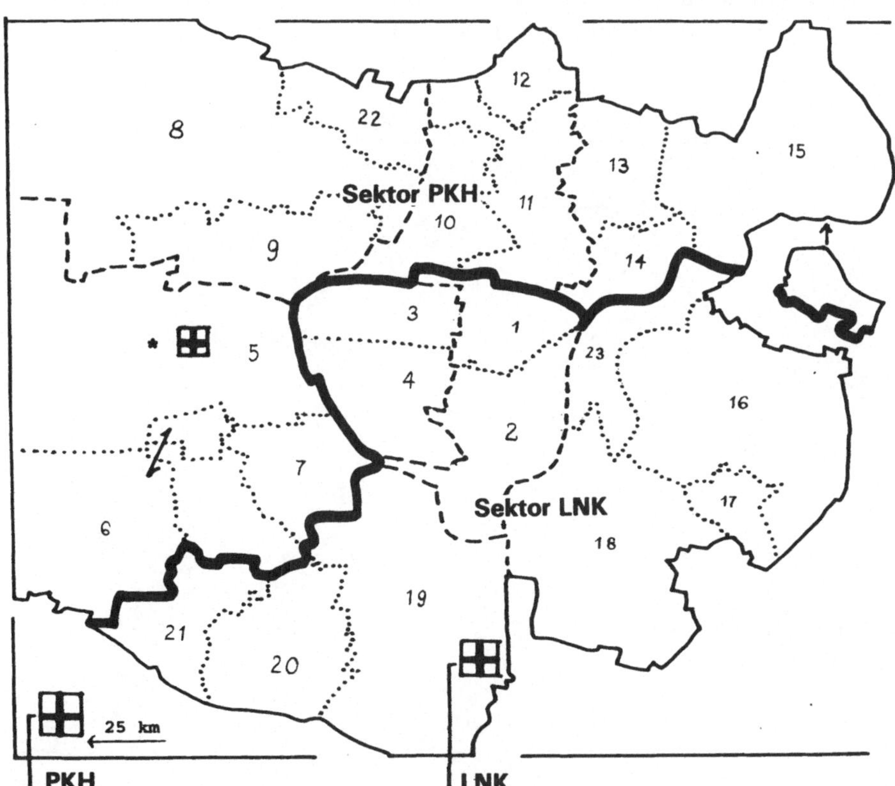

Abb. 2. Stadt Kassel: Versorgungssektoren. PKH Merxhausen (511 Betten) (Sektor: 97882 Einw.); LNK Ludwig-Noll-Krankenhaus (94 Betten) (Sektor: 97363 Einw.) * Außenstelle PKH Kassel-Wilhelmshöhe (Institutsambulanz, Aufnahmestation, Tagesklinik); ——— Stadtgrenze, ▬▬ Sektorgrenze, – – – Stadtbezirksgrenze, · · · · Stadtteilgrenze

rungsgemäß noch viele Jahre lang der Fall sein –, ist das PLK Wiesloch bereit, stationär behandlungsbedürftige Karlsruher Bürger aufzunehmen. Um den betroffenen Patienten Behandlungskontinuität auch im Wiederaufnahmefall zu garantieren, schlagen wir eine Kooperation vor, wie sie sich in der Versorgung der Stadt Kassel bewährt hat (Abb. 2), wo sich das Ludwig-Noll-Krankenhaus und das psychiatrische Krankenhaus Merxhausen die Versorgung sektoriell teilen.

Die Psychiatrische Klinik Karlsruhe weist keinen stationär behandlungsbedürftigen Karlsruher Bürger aus den südwestlichen Stadtteilen (rund 150000 Einwohner; Abb. 3) ab.

Diese Sektorisierung folgt der administrativen West-Ost-Gliederung der Stadt Karlsruhe, wobei die zentraler gelegenen Stadtteile 1 Innenstadt-Ost und 3 Südstadt im Vollversorgungssektor der Städtischen Psychiatrischen Klinik und die peripheren Stadtteile 26 Neureut und 15 Rüppurr in dem anderen Sektor liegen (120000 Einwohner; vgl. Abb. 3).

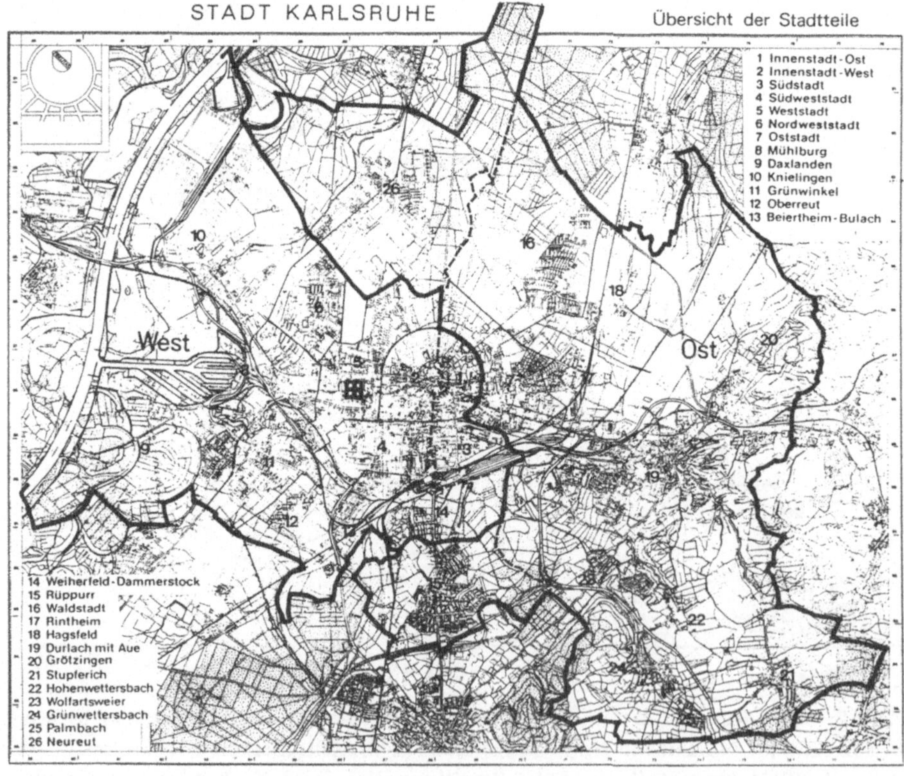

Abb. 3. Stadt Karlsruhe: Übersicht über die Stadtteile und deren Zuordnung zu zwei Versorgungssektoren. ⊞ Städt. Psychiatrische Klinik

Im Karlsruher Gemeinderat, in Behörden und bei einigen niedergelassenen Nervenärzten soll es Vorbehalte gegen ein derartiges Versorgungsmodell geben. Ich meine aber, daß die ärztliche Leitung der Städtischen Psychiatrischen Klinik Karlsruhe in der Lage sein sollte, Stadträte, Ärztekollegen und die Bevölkerung von der Funktionsfähigkeit, der guten Akzeptanz bei den Kranken, also der Patientendienlichkeit einer derartigen eindeutig definierten Kooperation zu überzeugen. Denn solange die Psychiatriebettendichte keine Vollversorgung in der Gemeinde Karlsruhe zuläßt, sind sektorielle Versorgungszuständigkeiten vorzuziehen. Nach den Kasseler Erfahrungen ist es für die betroffenen Patienten beruhigend und therapeutisch sinnvoll, wenn sie klar wissen, wo sie im Falle einer Krankheitsverschlimmerung Aufnahme finden und ihnen die Härte und Willkür erspart bleibt, heute wunschgemäß in der Gemeinde behandelt, morgen aber „aus Kapazitätsgründen" zum entfernteren PLK abgewiesen zu werden.

Die Leistungsfähigkeit der Städtischen Psychiatrischen Klinik Karlsruhe reicht für die Vollversorgung der Stadtbevölkerung aus den südwestlichen Bezirken ohne weiteres aus. Darüber hinaus reicht die Kapazität, Karlsruher Bürger der nordöstlichen Stadtteile (vgl. Abb. 3) und Patienten aus der Umgebung *nicht generell* abzuweisen. Insoweit ist diese Lösung gesetzeskonform und erfüllt die Forderung der Gesundheitsministerkonferenz, daß „alle stationären psychiatrischen Institutionen für eine geographisch definierte Region die Vollversorgung gewährleisten müssen" (64. Sitzung der GMK am 24./25. Oktober 1991 in Wiesbaden).

Das PLK Wiesloch verpflichtet sich, Bürger aus den restlichen Stadtteilen (rund 120000 Einwohner) aufzunehmen. Sehr erwägenswert ist – analog zu Kassel – die Einrichtung einer Außenstelle des PLK Wiesloch mit Ambulanz und Aufnahmestation im Osten der Stadt, z. B. in Durlach. Die Möglichkeit der sukzessiven Übernahme weiterer Stadtteile in den Vollversorgungsbereich der städtischen Klinik sollte, entsprechend den jeweiligen Zahlen und Erfahrungen, im Zweijahresturnus überprüft werden.

4. Falls die Stadt nicht den Mut zu einer Versorgung nach dem Kasseler Modell hat, kann als vorsichtigerer erster Schritt einer geordneten Kooperation Karlsruhe/Wiesloch ein sehr kleiner Vollversorgungssektor festgelegt werden. Dieser würde in den ersten 2 Jahren 3 der Städtischen Klinik Karlsruhe unmittelbar benachbarten Stadtteile (5 Weststadt, 6 Nordweststadt und 8 Mühlburg; rund 50000 Einwohner) umfassen (vgl. Abb. 3). Und das Psychiatrische Landeskrankenhaus Wiesloch würde, sofern die städtische Klinik überfordert ist, Karlsruher Bürger aller anderen Stadtteile nach dem bisherigen selektionsstiftenden Überlaufprinzip aufnehmen. Ein derartiges Prozedere minimiert allerdings umfassendere Versorgungsaufgaben der Städtischen Psychiatrischen Klinik für die Gemeinde Karlsruhe. Die Mehrzahl der Bürger bleibt so von einer gesicherten kontinuierlichen Versorgung ausgeschlossen.

Es leuchtet nicht ein, wenn die ärztliche Klinikleitung und das Karlsruher Sozialdezernat sich heute damit zufrieden geben, bereits mögliche und andernorts bewährte größere Schritte zu einer geregelten psychiatrischen Gesamtversorgung in das nächste Jahrtausend zu vertagen.

5. Der Gesundheitsausschuß der Stadt Karlsruhe hat am 21. 10. 1992 die Vorschläge 3 und 4 abgelehnt. Das PLK Wiesloch war zu der Sitzung nicht geladen. Es bleibt also dabei, daß die Karlsruher Psychiatrische Klinik, stets mehr oder weniger voll belegt, nach eigenem Ermessen entscheidet, ob sie sich im Einzelfall für „leistungsfähig" hält oder nicht. Der „Versorgungsverbund" mit dem für Karlsruhe aufnahmepflichtigen PLK Wiesloch wird sich, wie in der Vergangenheit, auf den Austausch von Diagnose- und Herkunftsstatistiken beschränken.

Das gestufte psychiatrische Versorgungsmodell Mannheim

G. ULMAR

„Unser Vorgehen wird eines Tages daran gemessen werden, wie weit wir versucht haben, allen Kranken so gut wie möglich gerecht zu werden, und nicht daran, wieweit es gelungen ist, begrenzte Aufgaben zu optimieren“ (R. Degkwitz [4]).

„Programme, Modelleinrichtungen und Modellversuche sind nur dann sinnvoll und berechtigt, wenn Aussicht besteht, die Modellsituation und die Programme zu generalisieren, nicht aber, wenn sie sich nur sehr begrenzt und allenfalls als Therapie für die „Happy Few“ verwirklichen lassen“ (G. Huber [10]).

1. Seit seiner Gründung 1905 war das Psychiatrische Landeskrankenhaus Wiesloch (Einzugsgebiet 1,6 Mio. Einwohner; z. Z. 1257 Betten) allein für die stationäre psychiatrische Versorgung der rund 320000 Einwohner zählenden Stadt Mannheim zuständig. Bereits nach dem ersten Weltkrieg gingen von Wiesloch sozialpsychiatrische Aktivitäten aus. 1922 wurde in Mannheim eine Art Ambulatorium, die Fürsorgestelle für Nervenkranke am Gesundheitsamt, gegründet, in welcher mehrere Wieslocher Schwestern und ein Arzt extramural gemeindezentrierte Dienste anboten. Der aufkommende Nationalsozialismus setzte den damals beispielhaften Wieslocher Bemühungen ein Ende. 1952 nahm das PLK Wiesloch die Mannheimer Außenfürsorge erneut auf, und die tatkräftigen Wieslocher Fürsorgerinnen R. Winkler und E. Safferling-Will nahmen Aufgaben eines aufsuchenden sozialpsychiatrischen Dienstes wahr. Sie initiierten Heimgründungen, wie 1958 in der Mannheimer Altstadt die Errichtung der ersten beschützenden Werkstätte für psychisch Kranke in Deutschland und 1966 die Gründung eines der ersten Patientenclubs in Baden-Württemberg.

In den 60er Jahren, einer Zeit gesellschaftlicher Umschichtungen und sozialpsychiatrischen Aufbruchs, wuchs die Bereitschaft, die schlecht ausgestatteten und überbelegten psychiatrischen Großkrankenhäuser zu reformieren oder sie – in soziogenetischem Übereifer – gleich ganz abzuschaffen.

Am Ende der Nachkriegsära wurde auch in der Bundesrepublik ein psychiatrischer Nachholbedarf konstatiert, mit dem Blick auf Erfolge im europäischen Ausland, wie in Dänemark, England und der Schweiz und in Nordamerika [8]. In zahlreichen Städten wurden psychiatrische Abteilungen errichtet.

Die Notwendigkeit einer Reform und Modernisierung des Anstaltswesens wurde von niemandem bestritten und überall, auch in Mannheim, wurden Überlegungen für eine Verbesserung der Versorgung der psychisch Kranken und den Ausbau einer gemeindepsychiatrischen Infrastruktur angestellt.

Dem Zeitgeist, wirtschaftlicher Prosperität, der Koinzidenz unterschiedlicher Interessen sowie dem organisatorischen Geschick Heinz Häfners verdankt das Mannheimer Zentralinstitut für Seelische Gesundheit (ZISG) seine Entstehung.

Das PLK Wiesloch wünschte eine Entlastung durch eine vollversorgende oder wenigstens sektoriell operierende städtische psychiatrische Klinik im 35 km bzw. $1\frac{1}{2}$ Fahrstunden (mit öffentlichen Verkehrsmitteln) entfernten Mannheim. Gleichzeitig erreichte der Bürgermeister H. Martini 1963/64 die Aufwertung des städtischen Klinikums zur „Fakultät für klinische Medizin Mannheim" der Universität Heidelberg. Eine psychiatrische Abteilung, die am Klinikum bis dahin nicht vorhanden war, mußte neu errichtet werden. Zu deren Leiter wurde 1967 Prof. Dr. Dr. Heinz Häfner, der Vorsteher der Heidelberger Abteilung für Sozialpsychiatrie und Rehabilitation berufen. Er konnte damit Pläne eines sozialpsychiatrischen „Modellinstituts" verwirklichen, das eine bessere Behandlung, Versorgung und Betreuung der psychisch Kranken ermöglichen und epidemiologische Forschung betreiben sollte. Als Standort für einen Klinikneubau wurde die Altstadt ausersehen, da die Behandlung und Nachsorge möglichst dort erfolgen sollte, wo psychische Krankheiten gehäuft auftreten.

Pläne von Häfner, Mannheimer Patienten des PLK Wiesloch unter die Leitung eines habilitierten Abteilungsvorstehers des ZISG zu stellen, wurden von der Wieslocher Krankenhausleitung abgewiesen. Man befürchtete, daß das ZISG ihm nicht genehme Fälle aus der Stadt in die Wieslocher ZSIG-Dependance und von dort weiter in die „Restanstalt" verschieben würde. Angesichts von Erfahrungen aus Düsseldorf-Grafenberg, wo die Universitätskinik ebenfalls im PLK untergebracht war, befürchtete man ferner, das ohnehin schlecht besetzte Labor und die Röntgenabteilung des Hauses könnten von der Modellabteilung auf Kosten des restlichen PLK in Anspruch genommen werden. Wieslocher Vorbehalte hinsichtlich einer Dreiklassenpsychiatrie waren durchaus begründet, da 1969 rund 600 Patienten aus dem Stadtkreis Mannheim in Wiesloch beherbergt wurden, Häfner aber nicht bereit war, mehr als 200 Wieslocher Betten in seinen Kompetenzbereich zu übernehmen.

Institutionell blieben deshalb das PLK Wiesloch und das 1975 gegründete ZISG Mannheim völlig eigenständig. Aus Wieslocher Sicht schienen in Mannheim besonders günstige Voraussetzungen für eine bilateral vorteilhafte Kooperation gegeben zu sein: Das PLK konnte langjährige Versorgungserfahrungen einbringen und mit seinen großen Patientenzahlen das kleine Zentralinstitut in der Forschung und Lehre unterstützen. Das ZISG hingegen konnte seinen Hochschulstatus und sozialpsychiatrische Modellvorstellungen in die Kooperation einbringen und für die Versorgung eines Mannheimer Sektors ergänzend zu dem Landeskrankenhaus tätig werden. Die Funktion eines akademischen Lehrkrankenhauses der Universität Heidelberg wurde allerdings nicht an den Kooperationspartner PLK Wiesloch, sondern an das entfernte Rehabilitationskrankenhaus Karlsbad-Langensteinbach vergeben.

2. 1968 wurden in Mannheim eine Ambulanz und ein psychiatrischer Konsultationsdienst im Universitätsklinikum eröffnet, 1969 wurde mit dem Aufbau der Abteilung „Gemeindepsychiatrie" begonnen und ab 1974 innerhalb des Mannheimer Universitätsklinikums eine psychiatrische Abteilung mit 3 Stationen und 55 Betten zur Verfügung gestellt. Im Herbst 1975 erfolgte der Umzug der psychiatrischen Klinik in einen Neubau in der Mannheimer Innenstadt. Sie gab sich, in Anlehnung an das NIMH (National Institute of Mental Health) in Bethesda (USA), den Namen „Zentralinstitut für Seelische Gesundheit" (ZISG). Das Institut verfügt über 106 allgemeinpsychiatrische Betten (vgl. Abb. 1), in der Planung ist zusätzlich eine zweite Baustufe mit 48 gerontopsychiatrischen Betten.

Das Zentralinstitut wurde unter die Trägerschaft einer Landesstiftung gestellt, in deren Verwaltungsrat Beamte der Landesministerien für Wissenschaft, Finanzen und Gesundheit, die Stadt Mannheim und die Universität Heidelberg vertreten sind. Nach der im Mai 1975 in Kraft getretenen Satzung konnte sich das ZISG primär als Forschungseinrichtung in der Psychiatrie und als Einrichtung zur Beratung auf dem Gebiet der seelischen Gesundheit verstehen. Allerdings gehörten mit der Vorbeugung, Behandlung und Rehabilitation seelischer Erkrankungen von Beginn an auch Versorgungsaufgaben zu den Arbeitsschwerpunkten des Zentralinstituts. Wie in anderen Gemeinden auch, wurde das ZISG als ortsansässige klinische Institution zum Hauptgesprächspartner der Kommune in Versorgungsfragen. Das PLK Wiesloch, weiterhin versorgungspflichtiges Großkrankenhaus für die Stadt, geriet an den Rand der lokalen Psychiatrieplanung. Ambulante und komplementäre Funktionen des PLK gingen in die Zuständigkeit des ZISG über, die Zahl niedergelassener Nervenärzte stieg erheblich, und der sozialpsychiatrische Dienst für chronisch psychisch Kranke wurde nach langen Debatten einem Mannheimer Trägerkonsortium zugeordnet, in dem das ZISG ärztlich und sozialarbeiterisch federführend ist.

In der Zusammenarbeit mit Bundes- und Landesbehörden, auf regionaler und kommunaler Ebene hat sich das ZISG in der Folgezeit als Berater und Planungspartner eine starke Position verschafft. Seit 1982 hat das ZISG Beraterfunktionen für das Ausland, darunter Spanien, Südtirol, Luxemburg, Kroatien und Südkorea wahrgenommen [6] und sich hierbei am in Mannheim teilweise realisierten „gestuften System" mit gemeindenaher Akutpsychiatrie und gemeindefernen stationären Langzeiteinrichtungen orientiert [7]. Zugleich betrieb das ZISG eine erfolgreiche Mediendarstellung, so daß in der Öffentlichkeit, bei den Politikern und der internationalen Fachwelt der Eindruck entstanden ist, daß das ZISG die Gemeinde Mannheim nicht nur beforscht, sondern quasi allein auch stationär versorgt. Gegenüber dem eine verbindliche Versorgungskooperation einfordernden Landeskrankenhaus Wiesloch verwies das ZISG auf seine Hochschul- und Forschungsaufgaben und auf seine begrenzte Leistungsfähigkeit. Dabei führt nicht die begrenzte Bettenkapazität oder die spezielle Aufgabenstellung einer Klinik zur Zweiklassenpsychiatrie in einer Kommune, sondern das Fehlen von Kooperationsverträgen, die Aufnahmeregulierung über Wartelisten und die mangelnde Mitwirkung der aufnahmepflichtigen Einrichtung bei der Versorgungsplanung [5, 9].

Auf dem Gebiet epidemiologischer Forschung hat das ZISG seit 1975 über seine nichtklinischen Abteilungen und Arbeitsgruppen wichtige Daten zur Sozialstruktur Mannheims, der Organisation und Tätigkeit psychiatrischer Dienste, der Prävalenz psychischer Krankheiten und Störungen bei Kindern, Erwachsenen und Alten gesammelt, z. B. als Auftragsforschung für die Weltgesundheitsorganisation (WHO) und für das Gesundheitsministerium Baden-Württemberg. In einer Selbstdarstellung des Instituts heißt es, daß sich das ZISG planmäßig zu einer Einrichtung entwickelt habe, die mit 3 Kliniken (Erwachsenenpsychiatrie, Psychosomatik, Kinder- und Jugendpsychiatrie) regional die Versorgung psychisch Kranker „mit Schwerpunkt in der Stadt Mannheim“ trage, daß das ZISG national und international ein bedeutendes Ansehen genieße und daß die Gemeindepsychiatrie Mannheims weltweit das best entwickelte Versorgungssystem für psychisch Kranke darstelle [13].

3. In den Jahren seit der Gründung des ZISG konnte in Mannheim, wie vielerorts in Deutschland (z. B. Freiburg, Köln, Mönchengladbach, Bremen, Hannover, Offenbach), die komplementäre Szene erheblich ausgebaut werden. Die Zahl niedergelassener Nervenärzte in Mannheim hat sich von 1983 (11) bis Oktober 1993 (30) fast verdreifacht. Heime und andere Einrichtungen für psychisch Kranke wurden unter Mitwirkung des PLK Wiesloch und seit 1975 des ZISG in Mannheim gegründet, so daß die Stadt im ambulant-komplementären und rehabilitativen Bereich inzwischen vergleichsweise gut ausgestattet ist (Abb. 1, Tabelle 1).

Als Besonderheit verfügt das ZISG Mannheim über eine Abteilung für „Gemeindepsychiatrie“ – eine Art Sozialdienst unter ärztlicher Leitung –, die ergänzende Einrichtungen und Dienste für psychisch kranke Mannheimer Einwohner „begleitet“, aus dem Landeskrankenhaus Wiesloch entlassene Mannheimer chronisch psychisch Kranke im Rahmen des sozialpsychiatrischen Dienstes nachversorgt und gegenüber dem Sozialdezernat der Stadt inzwischen eine Koordinatorfunktion im Sinne der Forderungen der Expertenkommission von 1988 wahrnimmt: „Koordination fällt der Einrichtung oder der Gruppierung zu, die die umfassendste Kompetenz dazu besitzt“ [12].

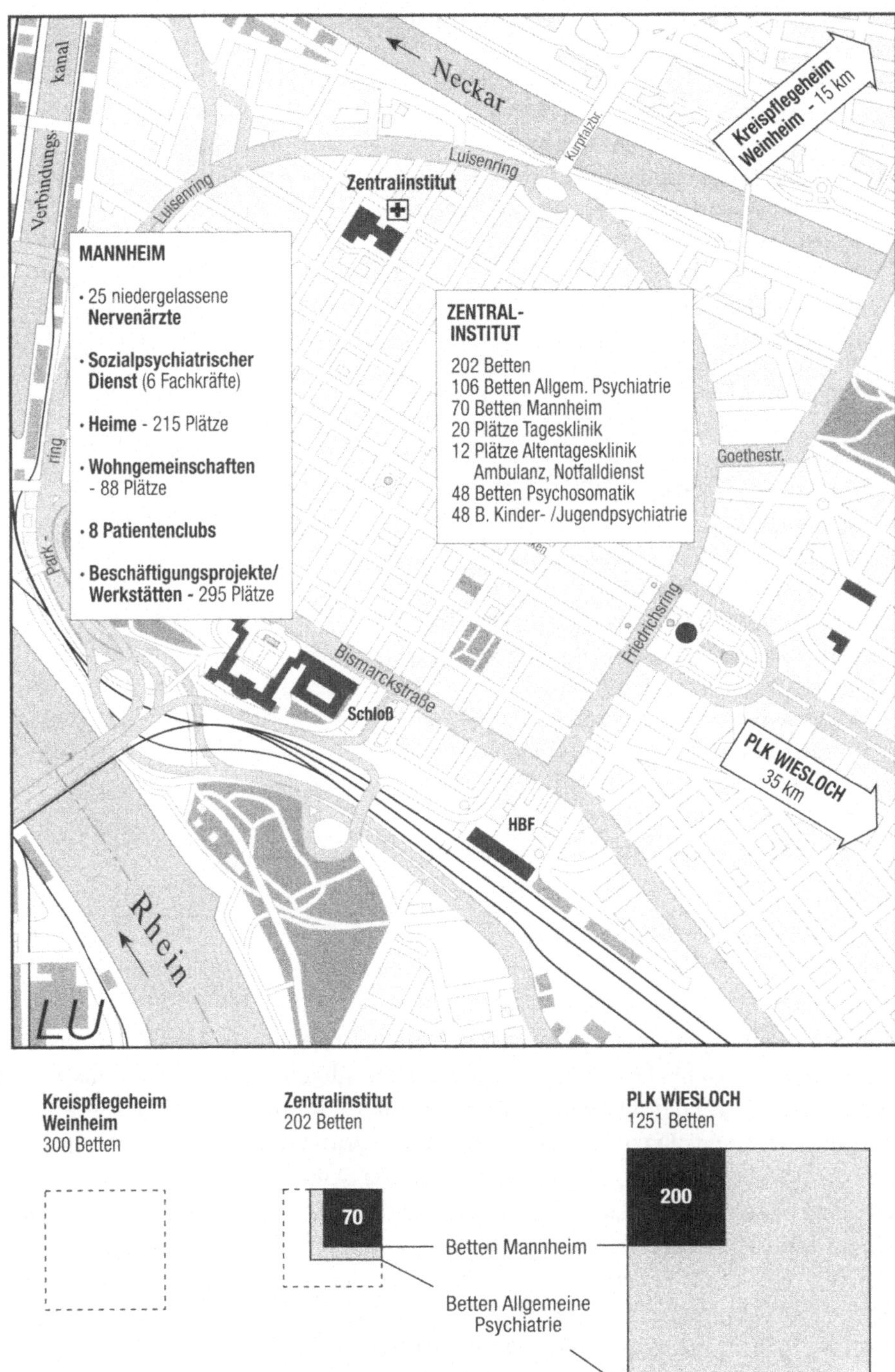

Abb. 1. Psychiatrische Dienste für die Bevölkerung Mannheims (Stand: Januar 1993)

Tabelle 1. Beschützte Wohn- und Arbeitsplätze für psychisch Kranke in Mannheim (Stand: Januar 1993)

	Plätze
Wohnheime für psychisch Kranke	
Elisabeth-Lutz-Haus (Übergangseinrichtung)	24
St.-Anna-Haus	52
Käthe-Luther-Heim	16
Rudolf-Petereit-Haus	24
Monika-Heim	28
Viktor-Lenel-Haus	34
Wohnheim Sandhofen	37
Wohngemeinschaften	
Elisabeth-Lutz-Haus	11
Rudolf-Petereit-Haus	7
St.-Anna-Haus	22
Abt. Gemeindepsychiatrie (ZISG)	20
Sozialdienst Katholischer Frauen	13
Therapeutische Wohngruppe für Jugendliche	15
Beschützte Werkstätten und Beschäftigungsprojekte	
Arbeitstherapeutische Werkstätte	123
Mannheimer Starthilfeprojekt (ZISG)	
Arbeitsversuchplätze	104
Reha-Plätze	9
Werkgruppe (ZISG)	(6)
H 5 Lädchen (ZISG)	7
IFA	20
BIOTOPIA	12
„Zubrotprojekt“ St.-Anna-Haus	20

Die Abteilung „Gemeindepsychiatrie“ hat von Beginn an psychiatrische und sozialpsychiatrische Perspektiven auch in die allgemeinen Sozialdienste und die Beratung und den Umgang mit Nichtseßhaften und Wohnsitzlosen hineinzutragen versucht. Dazu wurden Supervisionsgruppen mit der Familienfürsorge, dem Sozialamt u. a. eingerichtet. Für die Alkoholabhängigen wurde die „Mannheimer Arbeitsgemeinschaft für Suchtkrankenhilfe“ gegründet, die mit einem freiwilligen Helferkreis große Aktivitäten entwickelte. Diese frühen Initiativen fanden allerdings kein Pendant in der stationären psychiatrischen Suchtkrankenversorgung, die vom Zentralinstitut offensichtlich niemals seinem Aufgabenspektrum zugerechnet worden ist.

Die psychiatrische Klinik des ZISG mit 106 Betten übernahm keine regionale Versorgungspflicht, auch nicht für die unmittelbare Umgebung des Instituts

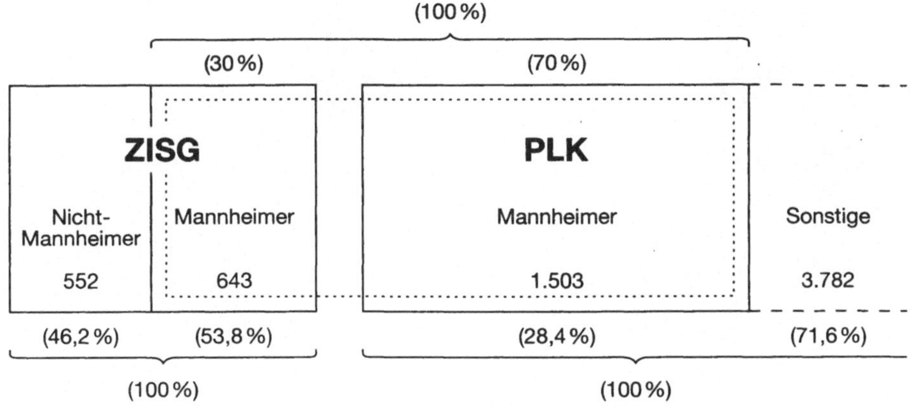

[a] - Psychiatrische Klinik des ZISG Mannheim, stationäre und teilstationäre Aufnahmen.

Abb. 2. Psychiatrische Versorgung der Stadt Mannheim: stationäre Aufnahmen 1991

in der Quadratestadt. Frühere Versuche der Arbeitsgruppe Gemeindepsychiatrie, nach einer Bestandsaufnahme 1969–1973 die psychiatrische Klinik des Zentralinstituts verpflichtend in die stationäre Versorgung der Gemeinde Mannheim einzubinden, sind gescheitert [11]. In dem „Versorgungsmodell Mannheim" [11, 12] kommen 30% der Mannheimer Akutkranken im ZISG und 70% im PLK Wiesloch zur Aufnahme (Abb. 2). Die Verteilung zwischen beiden Kliniken erfolgt über die Ambulanz, Wartelisten und den Konsultationsdienst des ZISG am Klinikum nach einem Überlaufprinzip. Die stationäre Versorgung chronisch psychisch kranker Mannheimer wird, entsprechend dem Prinzip der „gestuften Versorgung" [7] fast ausschließlich in das Landeskrankenhaus ausgelagert, d.h. diese Patienten scheiden aus der kommunalen Zuständigkeit aus (vgl. Abb. 4).

Die Kreisdiagramme in Abb. 3 zeigen, daß bei dem derzeit für Mannheim praktizierten Versorgungssystem eine Überrepräsentanz von schizophrenen, depressiven und neurotischen Patienten am Zentralinstitut, von Suchtkranken dagegen im Landeskrankenhaus resultiert. Es handelt sich um Diagnosestatistiken, in denen Merkmale wie Krankheitsdauer, individuelle Krankheitsprognose oder soziale Schichtzugehörigkeit unberücksichtigt bleiben. Diese Kriterien sind aber nicht unwesentlich, denn der Weg, den ein psychisch Kranker innerhalb des Versorgungssystems nimmt, wird weniger aufgrund vorhandener

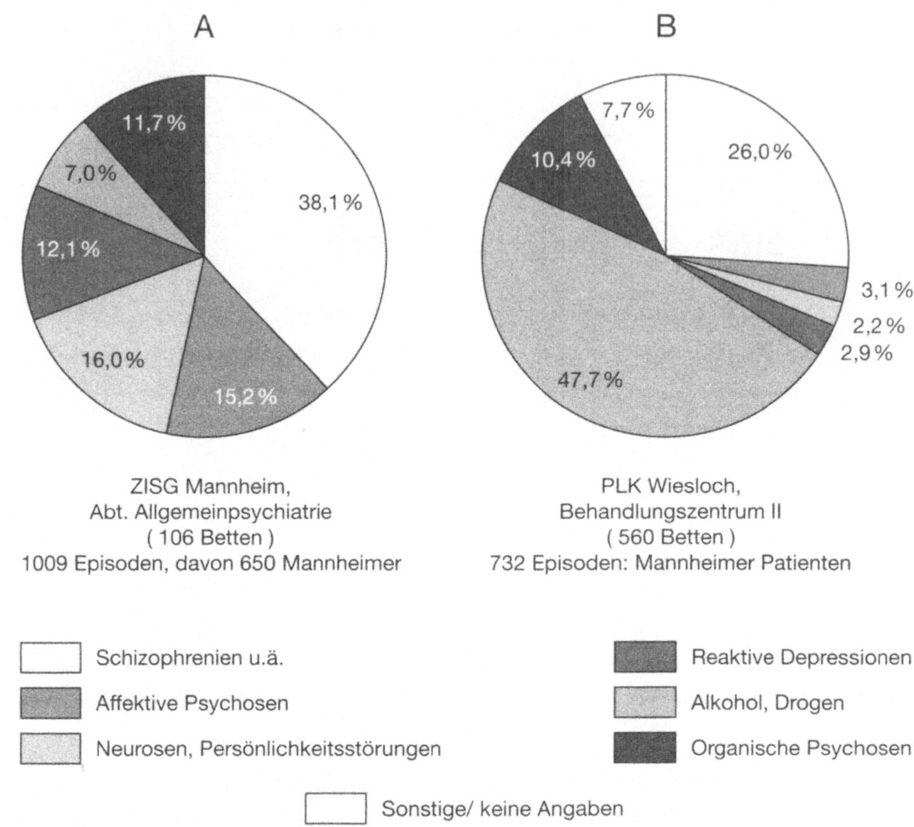

Abb. 3. Stationäre Versorgung der Stadt Mannheim 1985: Aufnahmediagnosen (nach ICD)

Erkrankung, als vielmehr aufgrund vorliegender sozialer Merkmale bestimmt [5, 9].

Als Hochschulklinik hat sich das ZISG Mannheim in den vergangenen Jahren gut etabliert und ist zu einer renommierten sozialpsychiatrischen Forschungseinrichtung geworden. Einige andere deutsche Universitätskliniken mit gemeindepsychiatrischem Arbeitsschwerpunkt, z. B. in Hannover, Hamburg, Homburg/Saar und Leipzig, sind – wie übrigens die psychiatrischen Universitätsspitäler in der Schweiz – einen Versorgungsschritt weiter gegangen: Sie partizipieren nicht nur am Versorgungssystem, wie das jede Abteilung und jedes Krankenhaus tut, und sie dirigieren es nicht nur, sondern sie verwirklichen die Versorgung für einen definierten Nahraum selbst. Bettenmeßziffern von 1 : 1000 oder darüber gestatten diesen Kliniken eine komfortable Sektorversorgung, ohne für Forschungs- und Lehrzwecke interessante Nichtsektorpatienten abweisen zu müssen.

4. Das Zentralinstitut für Seelische Gesundheit beteiligt sich neben dem PLK Wiesloch seit 1975 an der psychiatrischen Versorgung der Stadt Mannheim. Die Mannheimer Modellphase hat nach nunmehr 18 Jahren das Stadium der Volljährigkeit erreicht. Insofern läßt sich eine vorläufige Bilanz ziehen, denn „der Modellcharakter hinsichtlich eines bedarfsgerechten und wirklich sozialen Versorgungssystems bleibt illusorisch, wenn nicht die komplette psychiatrische Versorgung einer bestimmten Population übernommen wird und die Institution unter Bedingungen arbeitet, die für entsprechende Einrichtungen später gültig sein werden" (Huber [10]). In diesem Sinne hat sich das in Offenbach entwickelte kommunale Versorgungsmodell mit vollversorgender städtischer psychiatrischer Abteilung und einer gut ausgebauten sozialpsychiatrischen Infrastruktur bewährt [1, 2]. Allerdings fehlt auch in Offenbach noch eine klare, wegweisende Konzeption für die Behandlung langfristig krankenhausbedürftiger psychisch Kranker.

Die Situation in Mannheim stellt sich 1993 wie folgt dar:

- Im ambulanten Bereich ist in Mannheim die Nachsorge chronisch psychisch Kranker vom Heimdienst des PLK Wiesloch auf den sozialpsychiatrischen Dienst unter Federführung des ZISG übergegangen. Die Mitarbeiterdichte von 1:50000 stellt einen Fortschritt dar. Modell für diesen Bereich könnte das Nachsorgesystem Englands sein, wo unter fachärztlicher Leitung und angebunden an die Institutionsambulanz der im Rezidivfall aufnehmenden Klinik eine Betreuungsdichte von 1:10000 eingehalten wird.
- Auf dem komplementären Sektor, also im Bereich Wohnen, Arbeit und Freizeitgestaltung, ist die Stadt Mannheim ähnlich gut ausgestattet wie andere Modellregionen, z.B. Bremen, Hannover, Offenbach und Darmstadt. Die Planung und Koordination erfolgt unter Leitung des städtischen Sozialdezernats durch einen „Arbeitskreis Psychiatrie", dem 5 Mitarbeiter des ZISG Mannheim und je ein Vertreter des PLK Wiesloch, des staatlichen Gesundheitsamtes, der Ärzteschaft, der verschiedenen Träger und Kostenträger angehören. In der Praxis kooperieren die Abteilung „Gemeindepsychiatrie" des ZISG und der Sozialdienst und Heimdienst des PLK Wiesloch auf diesem Sektor problemlos.
- Die stationäre psychiatrische Versorgung Mannheims erfolgt „doppelt gestuft", für einen Teil der Akutkranken und wenige Langzeitkranke gemeindenah, und für die übrigen gemeindefern (Abb. 4).

Wilhelm Griesinger hatte 1865 vorgeschlagen, Heilbare kurzfristig in Stadtasylen in der Nähe ihrer bisherigen Umgebung zu behandeln, Unheilbare dagegen in ländlichen Asylen, verbunden mit „agricolen Kolonien". Diese Forderungen wurden von Hans Laehr und anderen Krankenhauspsychiatern zurückgewiesen, da eine Abstufung in heilbar und unheilbar, akut und chronisch psychisch Kranke letztere sequestriere, zudem im Einzelfall oft unmöglich sei und da bei-

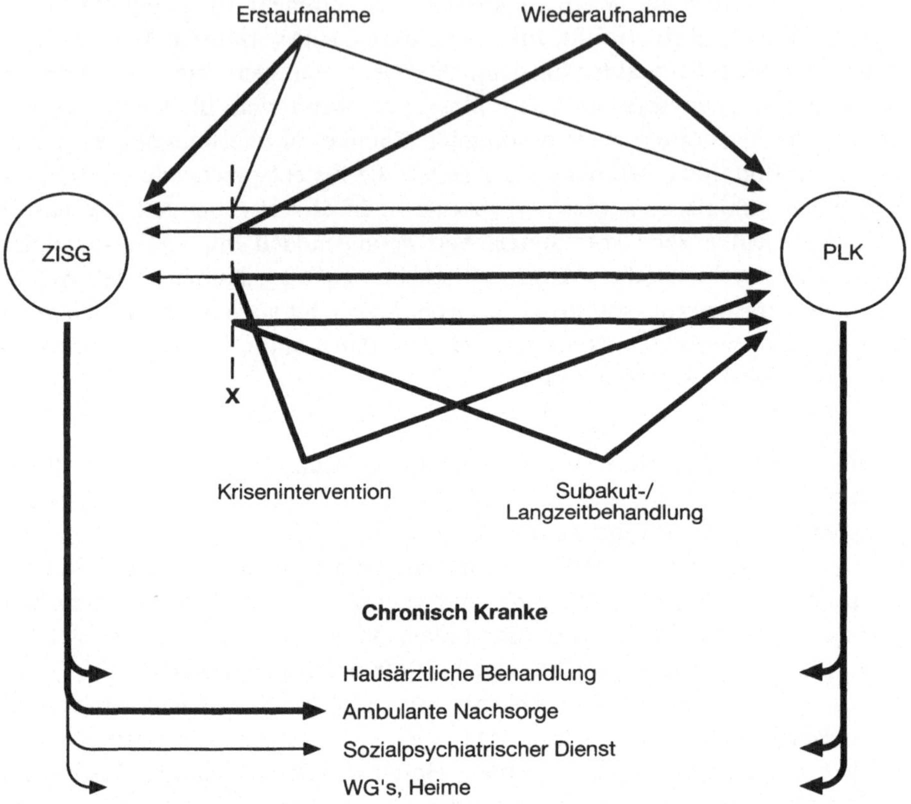

Abb. 4. Mannheimer Patientenströme zwischen dem Zentralinstitut (ZISG) und dem Landeskrankenhaus (PLK)

de Gruppen von den verfügbaren Therapiemaßnahmen in gleicher Weise profitierten. Über ein Jahrhundert bestimmte das Konzept der „relativ verbundenen Heil- und Pflegeanstalt" die psychiatrische Versorgung. Im Gefolge der Psychiatrie-Enquête von 1975 ist es zu größerer Gemeindenähe und einem Ausstattungsgewinn in der Akutpsychiatrie gekommen. Die Errichtung des ZISG Mannheim ist ein Beispiel hierfür. Weiterhin wurden in Mannheim wie andernorts die ambulanten und komplementären Dienste ausgebaut, was einem Teil der bis dahin langfristig Hospitalisierten zugute kommt. Teiloffene Betreuungsangebote fehlen, so daß weniger absprachefähige Langzeitkranke zwischen Heim und PLK pendeln oder nach etlichen Enthospitalisierungsversuchen im Landeskrankenhaus bleiben und dort im Laufe der Zeit ihre biographischen, familiären und sozialen Bindungen verlieren. Diese Ausgrenzung aus der Gemeinde wird von der „zweistufigen" Versorgungsideologie Griesingers getragen, aber die Einwände Laehrs hierzu sind unverändert aktuell.

Wie vor 100 Jahren stellt sich bei den heutigen Reformbemühungen des „Mannheimer Modells" die Frage: Fortschritt oder Rückschritt? [3], wenn ein zentraler Gesichtspunkt psychiatrischer Versorgung, nämlich die Sorge für die „Unheilbaren", außer Betracht bleibt. Denn ein Klima von Verantwortung, Toleranz und Humanität gegenüber psychisch kranken Mitbürgern kann nur dort entstehen, wo diese im Sektor verbleiben und nicht, als chronisch, schwierig, unheilbar, als nicht rehabilitationsfähig eingestuft, in entsprechend negativ etikettierte periphere Großinstitutionen weitergeleitet und in der Herkunftsgemeinde schließlich vergessen werden [5].

Literatur

1. Bauer M, Berger H (1988) Kommunale Psychiatrie auf dem Prüfstand. Enke, Stuttgart
2. Bauer M, Berger H (1992) Kooperationsbeziehungen und Finanzierungsformen in der gemeindepsychiatrischen Versorgung in Offenbach. In: Kulenkampff C, Hoffmann U, Aktion Psychisch Kranke (Hrsg) Der Gemeindepsychiatrische Verbund. Rheinland-Verlag, Köln, S 139–153
3. Degkwitz R (1982) Derzeitige Versorgung psychisch Kranker in der Bundesrepublik Deutschland. Fakten, Entwicklungen, Tendenzen. In: Degkwitz R, Hoffmann SO, Kindt H (Hrsg) Psychisch krank. Urban & Schwarzenberg, München, S 349–355
4. Degkwitz R (1983) Diskussionsbeitrag. In: Siedow H (Hrsg) Standorte der Psychiatrie. Bd III: Auflösung der Psychiatrischen Großkrankenhäuser? Urban & Schwarzenberg, München, S 110–111
5. Finzen A (1975) Gemeindenahe Psychiatrie und die Gefahr der Ungleichheit der Versorgung. In: Kulenkampff C, Picard W, Aktion Psychisch Kranke (Hrsg) Gemeindenahe Psychiatrie. Rheinland-Verlag, Köln, S 121–126
6. Fischer G, Voges B (1992) In der Praxis bewährt – Das psychiatrische Versorgungsmodell Mannheims und die Abteilung Gemeindepsychiatrie des Zentralinstituts für Seelische Gesundheit – Vorbild für zahlreiche ausländische Vorhaben. ZI intern 15:1–6
7. Häfner H (1985) Programm zur psychiatrischen Versorgung. Ärztebl Bad-Württ 40:150–153
8. Heinrich K (Hrsg) (1967) Der entlassene Anstaltspatient in der psychiatrischen Rehabilitation. Alma-Mater Verlags-GmbH, Konstanz
9. Heinrich K, Müller U (1977) Psychiatrisch-soziologische Daten und Thesen zur Reform der Anstaltspsychiatrie als dem Kernstück der Psychiatriereform. Nervenarzt 48:578–585
10. Huber G (1991) Psychiatrie als öffentliches Anliegen. Zentralbl Neurol Psychiatr 259:1–15

11. Pörksen N (1974) Kommunale Psychiatrie – Das Mannheimer Modell. Rowohlt, Reinbek
12. Voges B (1992) Die Abteilung Gemeindepsychiatrie am Zentralinstitut für Seelische Gesundheit in Mannheim und die Kooperation mit den Gesundheitseinrichtungen in der Stadt. In: Kulenkampff C, Hoffmann U, Aktion Psychisch Kranke (Hrsg) Der Gemeindepsychiatrische Verbund. Rheinland-Verlag, Köln, S 42–57
13. Zentralinstitut für Seelische Gesundheit (1993) „Eine herausragende Institution für die klinisch-psychiatrische Forschung". ZI information 16:2–7

Zur Entwicklung des Landeskrankenhauses Merzig im Rahmen des saarländischen Psychiatrieplanes

W. Werner

„Der Vorgang ist weltweit bekannt: Der Kranke geht und ist weg, und die Gesunden nehmen sofort seinen Platz ein und nehmen diesen Platz tatsächlich in Besitz und auf einmal kommt der Kranke, der nicht gestorben ist, wie angenommen, zurück und will wieder seinen Platz einnehmen, in Besitz nehmen, was die Gesunden aufbringt, weil sie durch das Wiederauftauchen des schon Abgeschriebenen, sich neuerlich einzuschränken haben, was ganz gegen ihren Willen ist und was dann von dem Kranken die übermenschlichsten Kräfte erfordert, nämlich, daß er seinen Platz wieder einnimmt und in Besitz nimmt." (Thomas Bernhard: Wittgensteins Neffe. Eine Freundschaft. Frankfurt/M., Suhrkamp, 1982)

Wer das Saarland besucht, wird mit unterschiedlichen Eindrücken angekommen sein, je nachdem wie ihn der Weg geführt hat. Bei der Anreise aus dem Süden könnte sich das bisher evtl. vorhandene Bild von den rauchenden oder nicht mehr rauchenden Schloten, von der begradigten rektifiziert-gerichteten Saar, von unserer Düsternis und unseren Problemen, bestätigt haben. Mir ist es jedenfalls vor einiger Zeit so ergangen, als ich nach einem kurzen Aufenthalt in einem anderen und reicheren Teil Deutschlands nach Hause zurückgekehrt bin.

Aber ich habe dabei auch an den Bericht meines ältesten Sohnes denken müssen, der nach einer Ferienreise in den sonnigen Süden sagte, das Herz sei ihm aufgegangen, als er wieder die Fördertürme und die Hüttenwerke gesehen habe – mit all ihrem Schmutz und Rauch und mit ihrer Ausstrahlungskraft von Heimat.

Wer hingegen aus dem Norden gekommen und gar – zwischen Trier und Losheim – über die Pellinger Höhe gefahren ist, der wird sich vielleicht gefragt haben, ob er auch die zutreffende Richtung gewählt habe, denn so viel Grün und so viel Weite hatte er möglicherweise nicht erwartet.

Das ist wohl das Spezifische an unserem Land: nicht, daß es ein grünes Land oder ein Industrieland ist, sondern daß es ein zusammengewürfeltes Land ist, dessen Teile nicht zwangsläufig zusammengehören. Trotzdem haben wir ein Zusammengehörigkeits- und ein Wir-Gefühl, vielleicht auch verstärkt durch die Zeiten, in denen wir ein eigenes Gebiet und einen eigenen Staat (nicht nur einen Bundesstaat) darstellten, glorreiche Zeiten, in denen wir eine eigene Nationalhymne und eine eigene Fußballnationalmannschaft hatten, die sogar gegen die Bundesrepublik Deutschland nur knapp verlor.

Diese Ausschweifungen sind notwendig, um die Geschichte und Gegenwart nicht nur des Saarlandes, sondern auch der saarländischen Psychiatrie zu verstehen: Wir leben in einer Region, wir sind zuständig für ein Land, das nicht immer so zusammengesetzt war. Der heutige exzentrische Standort Merzig lag einmal zentral für den dazugehörigen Regierungsbezirk Trier der preußischen Rheinprovinz. Der heute exzentrische Standort Homburg allerdings war auch früher, nämlich für die bayerische Pfalz, exzentrisch gelegen. Tatsache ist, daß das Saarland oder Saargebiet seit dem Bestehen in der jetzigen oder in der Vorläuferform von 2 Punkten aus psychiatrisch versorgt wurde, die jeweils in einer Ecke liegen, nämlich von Merzig und von Homburg.

Dabei ist allerdings folgendes zu beachten: Während anfangs, nach der Gründung im Jahre 1876 bzw. 1909, beide Landeskrankenhäuser die Vollversorgung der ihnen zugeordneten Gebiete übernahmen, änderte sich das schlagartig, als das Homburger Landeskrankenhaus nach dem Krieg in den Adelsstand einer Universitätsklinik erhoben wurde. Gleichzeitig damit wurde die Zahl der psychiatrischen Betten drastisch reduziert. (Dies geschah gegen den Willen des dort tätigen Chefs der Psychiatrie.) Ursache war, daß die übrige medizinische Fakultät nicht kopf- oder psycholastig werden wollte, daß sie also eine kleine Abteilung für Forschung und Lehre wünschte, auch deshalb, weil sie nur so in den Genuß der Hochschulförderung kommen konnte.

Auf diese Weise blieb also nur noch eine einzige Ecke übrig, nämlich Merzig, in der das Gros der saarländischen psychiatrischen Patienten versorgt werden konnte.

Gemeindeferne und Übergröße waren also durch historische Entwicklungen vorprogrammiert, auch wenn die gesellschafts- und psychiatriespezifischen Einflüsse nicht zum Zuge gekommen wären. Eine bedeutsame Änderung gab es im Jahre 1970, als in Saarbrücken die Sozialpsychiatrische Klinik auf dem Sonnenberg eröffnet wurde. Für das Landeskrankenhaus Merzig bedeutete diese Klinikgründung allerdings zunächst eine Akzentuierung seiner asymmetrischen Zusammensetzung, denn nun wurden noch von einer zusätzlichen Stelle die akuten, prognostisch und sozial günstigen Fälle zurückgehalten, so daß die chronischen, prognostisch und sozial ungünstigen Fälle noch mehr Überhand nahmen.

Die entscheidende Wende kam dann Ende der 70er Jahre, als der – im übrigen mehrfach überholte – erste saarländische Psychiatrieplan verabschiedet wurde. Spätestens zu diesem Zeitpunkt, im Jahre 1979, bekannten sich auch die Zentren in Homburg und Saarbrücken zur Vollversorgung. An der Universitätsklinik wurde diese Entscheidung noch durch die Tatsache unterstützt, daß das zugehörige Einzugsgebiet, der Saar-Pfalz-Kreis, zur Modellregion erklärt wurde.

Heute können wir ohne Schönfärberei sagen, daß die 3 saarländischen Zentren jeweils alle Aufgaben der Vollversorgung erfüllen und daß es nicht mehr zu einem Abschieben bestimmter Patientengruppen kommt.

Ende der 70er Jahre hat auch meine eigene Tätigkeit in Merzig begonnen. Am 01. 10. 1978, am Tag meines Dienstantritts, befanden sich in unserer Klinik 924 Patienten. Wir hatten damals 29 geschlossene und 9 offene Stationen. Eine Station war gemischtgeschlechtlich belegt, alle anderen Stationen waren nach Geschlechtern getrennt.

Heute werden im Landeskrankenhaus Merzig noch etwa 500 Patienten, meist über kurze Zeiträume, betreut: 300 in beiden psychiatrischen Abteilungen, 20 in der Tagesklinik, 40 in der neurologischen Abteilung, 50 in der Forensik und 120 im Heimbereich. Bei den letztgenannten handelt es sich um Menschen, die vor Jahrzehnten zu uns gekommen waren, die in der Zwischenzeit häufig ihre Wurzeln verloren haben und ein gewisses Heimatrecht genießen. Allerdings sollte man diesen Begriff nicht zu selbstverständlich zitieren, denn sehr häufig stellt er eine Ausrede dar, um die Reintegration dieser Menschen nicht versuchen zu müssen. Sehr viele von ihnen nämlich schätzen zwar die neue Heimat Merzig, aber sie haben eine noch viel größere Sehnsucht nach der alten Heimat, nach der Gemeinde, aus der sie stammen, und sie sprechen das, wenn man sie zu Wort kommen läßt, auch immer wieder aus.

Im großen und ganzen sind aber wesentliche Verbesserungen erreicht worden, auf die ich im folgenden eingehen werde, wobei ich dem letzten halben Jahrzehnt mehr Platz widmen werde als der Anfangszeit.

In den beiden anderen Zentren des Landes – in Homburg und in Saarbrücken –, die, von der Forensik abgesehen, die gleichen Aufgaben wahrnehmen wie wir, sehen die Fortschritte ähnlich aus. Auch dort wächst in den Zentren und um die Zentren herum das Ausmaß der ambulanten Versorgung. Die multiprofessionelle Arbeit ist eine Selbstverständlichkeit geworden, und immer wieder entstehen neue flankierende oder alternative Dienste.

Als Besonderheiten sind die Übergangsklinik in der Modellregion des Saar-Pfalz-Kreises zu erwähnen, die der Universitätsklinik angeschlossen ist und eine Nachtklinik darstellt, außerdem das Arbeits-, Trainings- und Therapiezentrum der Saarbrücker Klinik, das der medizinischen und beruflichen Rehabilitation dient.

Wie ist nun – beispielhaft – die Entwicklung in Merzig verlaufen?

Die ersten Bemühungen zielten, das war wohl in allen Häusern nach dem Bekanntwerden des Enquête-Berichtes der Fall, auf eine Verbesserung der vor Ort gegebenen Bedingungen und des Klinikbildes in der Öffentlichkeit.

Im Mai 1979 lebten noch mehr als 200 Patienten in Sälen, die mehr als 10 Betten aufwiesen. Heute gibt es in unserem Krankenhaus keinen einzigen Saal mehr, genauso wenig im Wohnheim, auf das die Kriterien des Heimgesetzes angewandt werden.

Säle sind allerdings leichter abzuschaffen als Vorurteile. Wir haben sehr viel für die Öffentlichkeitsarbeit getan, worauf ich im einzelnen nicht eingehen kann. Die wichtigsten Änderungen in dieser Hinsicht sind nach meiner Überzeugung aber durch eine veränderte psychiatrische Versorgungspraxis zu erreichen. Davon will ich heute vor allem sprechen: Welche Wege wir zu diesem Ziel gegangen sind und noch gehen müssen.

Zuvor waren aber, in der ersten Phase von 1978 bis 1985, noch 2 andere Schritte zurückzulegen. Einmal ging es um die Versorgung der sog. fehlplazierten Patienten und zum anderen um die Umstrukturierung der Klinik.

In einem Krankenhaus fehlplaziert ist jeder, der das Krankenhaus nicht braucht – und das aus 2 Gründen:

- es muß zum ständigen Leben etwas Besseres geben als eine Institution, die nach Kriterien von Gesundheit und Krankheit organisiert ist,
- es stört die Abläufe einer wohldurchdachten, in ihrer Gliederung sorgfältig überlegten, auf Normalität und Integration angelegten Institution, wenn Gruppen von ständigen und ausdrücklich nicht mehr zu entlassenden Bewohnern mitzutragen sind, die jeden Tag das Behandlungsziel in Frage stellen und die Desintegration vor Augen führen. Man sollte nicht eine Augenklinik und eine Blindenanstalt gemeinsam führen.

Wir haben in den vergangenen Zeiten, vor allem in den ersten Jahren meiner Tätigkeit, versucht, außerhalb der Klinik das Angebot für die fehlplazierten Patienten qualitativ zu verbessern oder zu vermehren. Heute entlassen wir fast keinen Patienten mehr in eine Einrichtung, die nicht von einem früheren oder jetzigen Mitarbeiter der Klinik betreut oder aufgebaut wurde.

Ich kann aufgrund regelmäßiger Besuche mit gutem Gewissen sagen, daß die meisten Patienten unter besseren Umständen, alle aber mindestens ebenso gut leben können wie zum Zeitpunkt ihrer Entlassung aus dem Krankenhaus. Und ich kann auch sagen, daß diese Patienten meine Beurteilung teilen.

Viel wichtiger als die Behebung dieser Fehlplazierung ist aber, daß es in Zukunft nicht mehr zu Fehlplazierungen kommt. Eben deshalb bemühen wir uns von Anfang an und ohne Unterbrechung um den Erhalt des sozialen Platzes in der Ausgangsgemeinde.

Ich habe jetzt von den 2 ersten Schritten gesprochen, von der Entmythologisierung und Humanisierung (das geht ja Hand in Hand), andererseits von der Schaffung von Alternativen für die bisher fehlplazierten Patienten.

Der dritte Schritt der ersten Phase bestand in der Umstrukturierung, die wir von 1978 bis 1985 durchgeführt und durchgehalten haben. Sie ist selbst wieder Geschichte und soll aus Zeitgründen nicht näher dargestellt werden. Im wesentlichen ging es um die Aufhebung der Geschlechterachse und um die Einführung von Spezialabteilungen, wie Gerontopsychiatrie, Sucht usw. Diese Umstrukturierung wurde inzwischen wieder weitgehend verlassen.

Von meinem Verhalten in dieser Frage will ich sogleich sprechen:

Ich muß feststellen, daß ich ein „Wendehals“ bin. Ich hätte früher eine solche Charakterisierung immer entschieden von mir gewiesen und als böse Verleumdung bezeichnet. Aber in der Tat finde ich im Laufe der Jahre bei mir gegensätzliche Positionen: Zu Anfang meiner Merziger Tätigkeit, Ende der 70er und Anfang der 80er Jahre, habe ich immer wieder darauf hingewiesen, daß wir ein Krankenhaus darstellten wie die anderen auch, daß die Anstalt nicht die Anstalt sei. Ich habe mich von früh bis spät um die „Entmythologisierung“ bemüht. Jetzt, wo mir andere Ziele plausibler und wichtiger geworden sind, nämlich in einem ersten Schritt die Dezentralisierung der bisherigen Dienste und in einem zweiten Schritt der Erhalt des individuellen und sozialen Platzes für den Fall der Erkrankung, mache ich immer wieder deutlich, wieviel Anstaltsspezifisches es in unserer Betreuung noch gibt und daß man diesen Koloß so nicht am Leben erhalten darf (Abb. 1).

Früher, Ende der 70er und Anfang der 80er Jahre, habe ich versucht, das Landeskrankenhaus zu gliedern, spezielle Disziplinen in ihm auszuweisen, wie z. B. die Gerontopsychiatrie oder die Suchtbehandlung (und diese wiederum in verschiedenen Unterformen). Heute, mit dem Nahziel der Dezentralisierung und mit dem Endziel, den individuellen sozialen Platz im Falle der Erkrankung zu erhalten, versuche ich alle davon zu überzeugen, daß nur die individuelle Therapie die eigentlich spezialisierte und differenzierte Therapie ist und daß man mit dem Prinzip der davon unabhängigen Differenzierung nur den Krankheitsstadien (z. B. auf einer Aufnahmestation oder auf einer Enthospitalisierungsstation) gerecht wird bzw. den Krankheitskategorien (z. B. in der Suchtbehandlung oder in der Gerontopsychiatrie), nicht aber dem spezifischen Lebensproblem dieses einzelnen Menschen, das weit über alle Stadien und Typisierungen hinausweist.

Früher habe ich von der Universität aus argwöhnisch auf die Aktivitäten der Sozialpsychiater geschaut, dann habe ich versucht, mich in ihre Aktivitäten, Ketten und Netze einzureihen. Heute glaube ich, überspitzt formuliert, nur noch an die Beziehung zwischen den Menschen, die weiterhelfen kann. Und es fällt mir schon schwer, das Wort „therapeutisch“ in diesem Zusammenhang zu erwähnen, da es mir zu viel nach Medizin oder Manipulation riecht. So wie der große Eugen Bleuler der Therapie durch Unterlassung von medizinisch-spezifischen Eingriffen, der sog. Udeno-Therapie das Wort geredet hat, so könnte ich mir das polare Ziel einer Udeno-Psychiatrie denken, inkonsequenterweise immer vorausgesetzt, daß die Menschen trotzdem alles das bekommen, was wir an sicherem Wissen und Hilfsmöglichkeiten haben.

Woher der Wandel? Der Wandel kommt aus Erfahrung, aus dem Miterleben von vielen Schicksalen, auch aus der engen Freundschaft mit manchen, die als psychisch krank bezeichnet werden. Ich habe für mich festgestellt, daß mit dem gegenwärtigen System wesentliche Grenzen gegeben sind, und daß wir nur

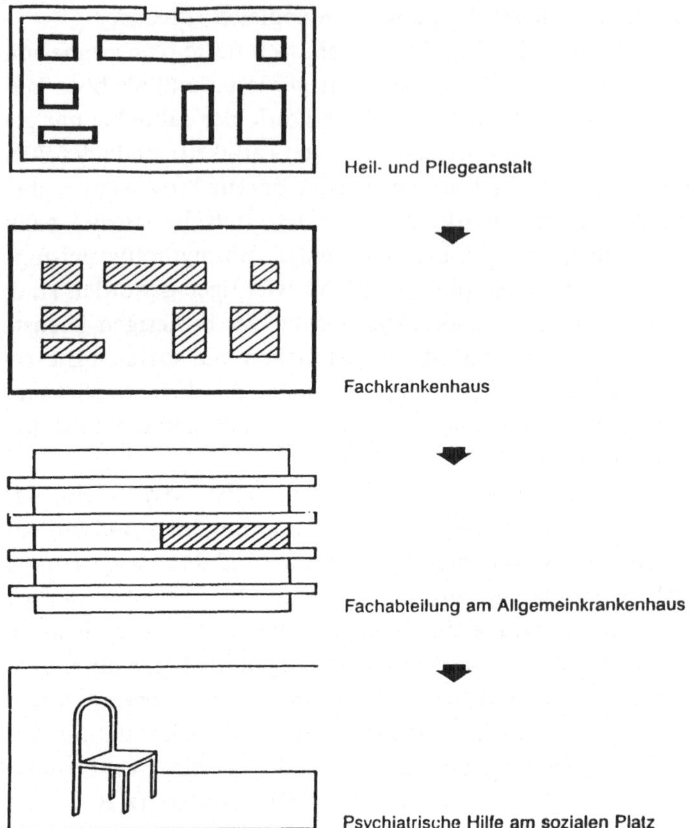

Abb. 1. Der Weg der psychiatrischen Betreuung von der Heil- und Pflegeanstalt zur Hilfe am sozialen Platz

dann weiterkommen, wenn wir zwar das Bewährte dieses Systems beibehalten, im übrigen aber völlig neu denken lernen.

Als ich in dieser Hinsicht wieder einmal besonders auf der Suche war (Anfang 1985), habe ich ein Buch von Oskar Lafontaine gelesen, der damals gerade zum saarländischen Ministerpräsidenten gewählt worden war. Das Buch handelte vom „anderen Fortschritt", und mir imponierte die Art, mit der jemand zu denken wagte. Ich dachte, daß dieser Mann offen sein müßte für Prinzipien, die eigentlich plausibel waren, aber auch für Konsequenzen, die keiner öffentlich beim Namen zu nennen wagte.

In dieser Situation legten wir 1985, noch streng vertraulich, der Regierung einen Psychiatrieplan vor, dessen Ziele und Inhalte weitgehend mit den Empfehlungen der Expertenkommission von 1988 übereinstimmen. Ungläubigkeit und Verwunderung waren ziemlich groß, einmal darüber, daß wir etwas anderes für besser hielten als uns selbst, zum anderen, daß wir von leichtfertig kleinen Einheiten ausgingen. Schon zu diesem frühen Zeitpunkt kamen wir zu der Überzeugung, daß wir auf dem Gelände des Landeskrankenhauses den Gegenbeweis liefern müßten, um später ohne unnötige Diskussionen die Psychiatrie vor Ort geschehen lassen zu können. Davon und von der sog. „Sektorklinik", die wir für den Kreis Merzig-Wadern innerhalb unseres Geländes abgegrenzt haben, will ich später sprechen.

Nachdem die Ziele genannt waren, nämlich im wesentlichen die gemeindenahe psychiatrische Vollversorgung in jedem Landkreis, unabhängig von seiner Kleinheit, aufzubauen, und nachdem sie als offizielle Regierungspolitik zunächst auf vertraulicher Ebene akzeptiert waren, galt es nun, über die Parteien und psychiatrischen Institutionen hinaus Partner zu finden und dafür zu sorgen, daß die Konturen der Ziele nicht verblaßten. Diese Tätigkeit hat uns nun 5 Jahre lang beschäftigt. Wir erlebten es als große Genugtuung, daß die 3 im saarländischen Landtag vertretenen Parteien gleichsam in einer großen Koalitionsaussage diesen Zielen vorbehaltlos zustimmten. Einige Wochen später jedoch zogen die Vertreter derselben Parteien vor Ort Schulter an Schulter mit Personalrat und Gewerkschaft in einem Protestmarsch vor das Merziger Rathaus, um gegen die Pläne der Dezentralisierung zu demonstrieren.

Trotz der Widerstände von verschiedenen Seiten hat es schon viele Fortschritte auf dem Weg zu dem beschriebenen Ziel gegeben, wie Abb. 2–4 ausweisen.

Nun zu einem kleinen Exkurs, um andere Seiten der Klinikentwicklung nicht ganz außer acht zu lassen. In der Zeit der Umorientierung, der Vorbereitung und der Partnersuche, haben wir versucht, unsere klinische Arbeit weiter zu verbessern und therapeutisch zu differenzieren. In dieser Zeit haben wir die ersten Schüler unserer 1982 gegründeten Ergotherapieschule examiniert, wodurch sich die Versorgungssituation der Klinik und des Saarlandes deutlich verbesserte. In dieser Zeit haben wir auch die ersten Musik- und Sporttherapeuten eingestellt und schließlich tanztherapeutische Praktikanten beschäftigt. Sie wissen vielleicht, daß die Merziger Klinik sich in besonderem Maße um nonverbale Methoden der Therapie bemüht, u. a. weil sie oft besonders gute Verläufe gestatten, indem sie nicht therapeutisch-manipulativ angelegt sind, sondern Begegnung, Parität und Solidarität im künstlerischen Erleben zulassen. Das ist ja auch, neben vielen anderen, einer der Gedanken, die hinter unseren großen Seminarkongressen stehen, zuletzt hinter dem Kongreß „Chaos und Ordnung". Es hat mich sehr gefreut, daß ein leitender Arzt einer anderen Klinik, der sich während des Kongresses nicht zu erkennen gegeben hatte, später mitteilte, er habe diesen Kongreß besonders genossen, weil er eine psychiatrische Veranstaltung gewesen sei, bei der kein einziges Wort von Psychiatrie gesprochen wurde. Unsere Themen waren:

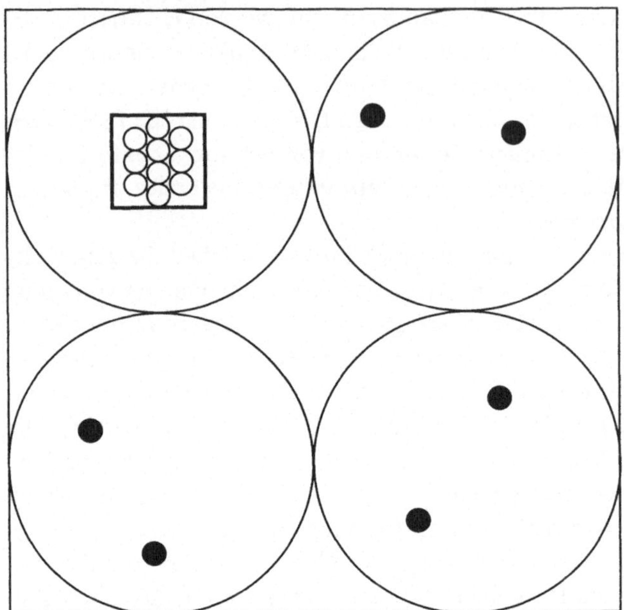
Früher : »Anstaltspsychiatrie«

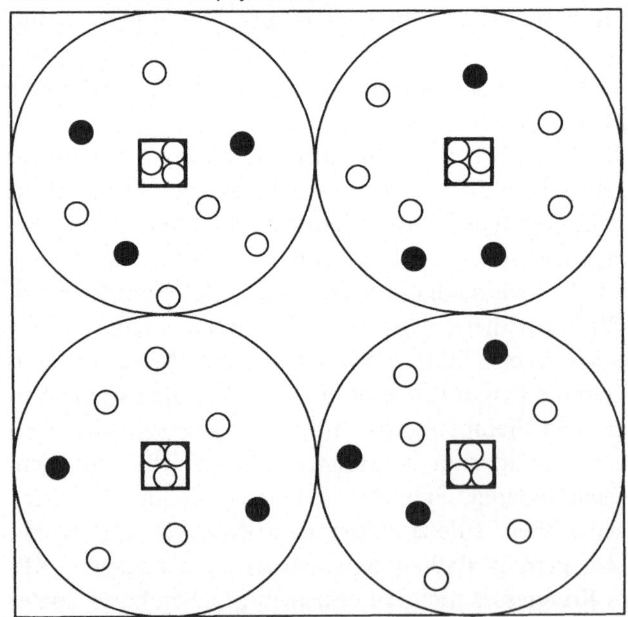
Zukunft : »Gemeindepsychiatrie«
Psychiatrisches Krankenhaus / Abteilung
Niedergelassene Nervenärzte
Psychiatrische Helfer (ohne niedergelassene Nervenärzte)

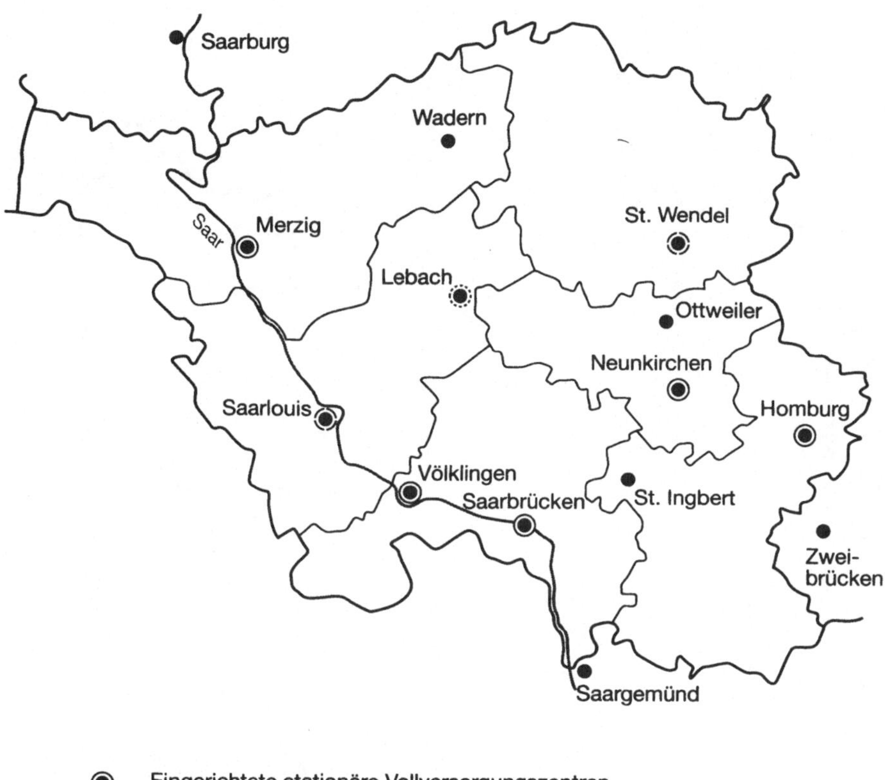

Abb. 3. Eingerichtete (mit durchgezogenem Kreis) und geplante (mit unterbrochenem Kreis) stationäre Vollversorgungszentren im Saarland sowie Tagesklinik (mit gepunktetem Kreis) (Stand: 01.01.94)

- die Fehlerfreundlichkeit der Systeme,
- der Künstler, der stellvertretend für die Gesellschaft zerbricht sowie der Arbeiter, der für die körperlichen Bedürfnisse zusammensinkt,
- das Drunter und Drüber in der Beziehung der Geschlechter und schließlich
- der Krieg als Ernährer von vielen und die dritte Welt.

Abb. 2. An die Stelle des Großkrankenhauses, das in früherer Zeit zusammen mit den niedergelassenen Nervenärzten über weite Flächen für praktisch alle psychiatrischen Probleme zuständig war, tritt das System der gemeindenahen Psychiatrie, das in allen kreisfreien Städten und Landkreisen neben den stationären Behandlungseinheiten mit Vollversorgungsauftrag teilstationäre, ambulante und sonstige ergänzende Dienste sowohl für die Patienten als auch für ihre Kontaktperson bereithält

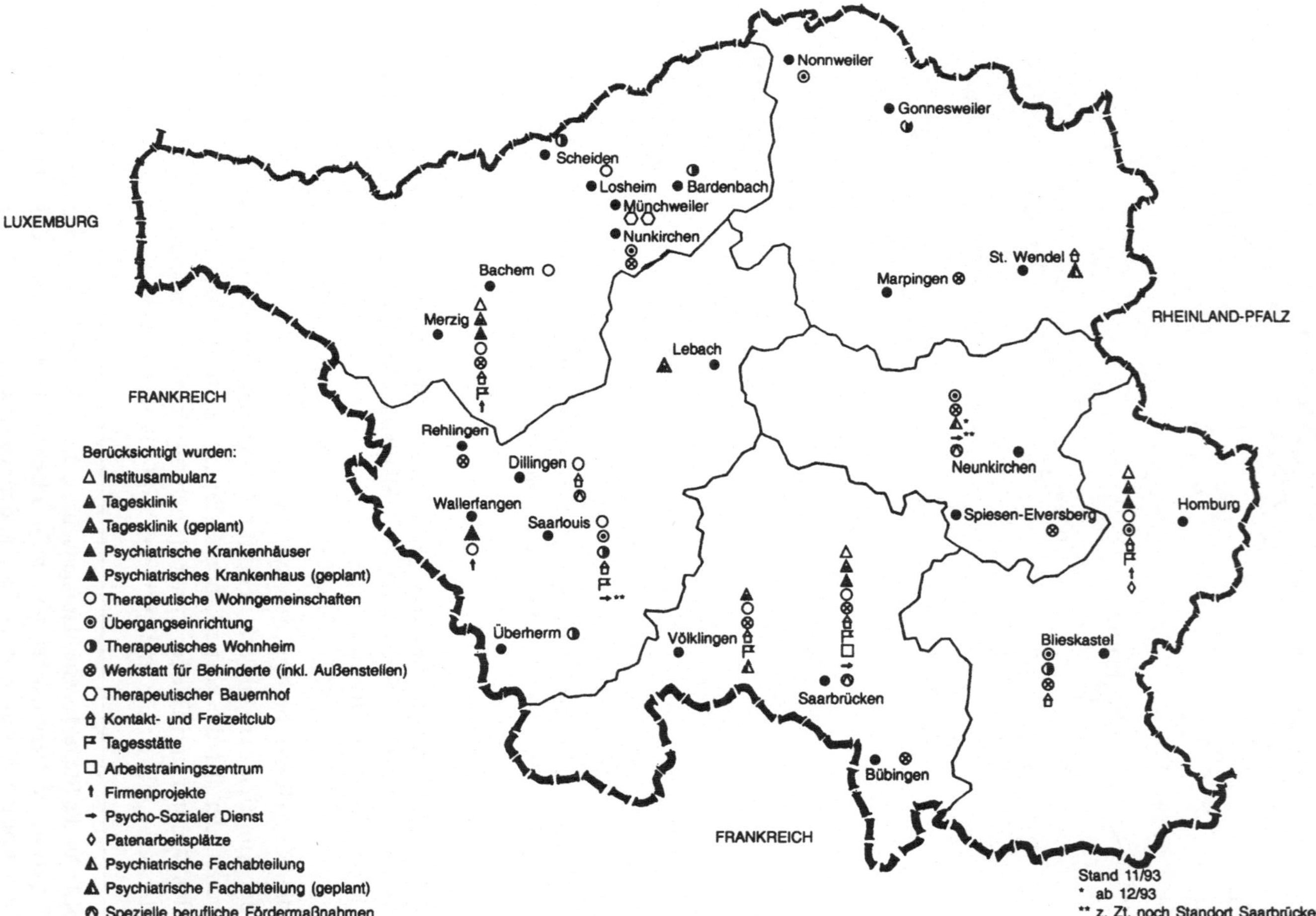

Abb. 4. Flankierende und alternative Dienste der psychiatrischen Betreuung im Saarland; ausgewählte soziale Einrichtungen (Stand: November 1993)

Wir haben in der zweiten Hälfte des vergangenen Jahrzehnts verschiedene Arbeitskreise gegründet, zum einen um mit schwierigen Partnern ins Gespräch zu kommen (so im Rahmen des psychiatrisch-juristischen Arbeitskreises, der bis auf den heutigen Tag ganz außergewöhnlich gut besucht ist), zum anderen, um die Last der Entscheidung und Verantwortung besser ertragen zu können (so z. B. in den 2mal jährlich stattfindenden Gesprächen der psychiatrisch und psychotherapeutisch tätigen Chefärzte). Das erste Thema lautete „Wem oder was nützt die Diagnose?“, das letzte „Sterben und Tod im Krankenhaus“.

Ich erwähne diese Einzelheiten mit Absicht so genau, um deutlich zu machen, daß wir neben dem Hinarbeiten auf das Ziel stets auch die optimale Gestaltung der Gegenwart versuchen müssen.

Hier gibt es allerdings Grenzen. Es kommen immer wieder Situationen, in denen man etwas momentan Gutes veranlassen oder realiseren könnte und das dann doch nicht tun darf. Ich vergeesse nicht das Erstaunen unseres Verwaltungsdirektors, als er in der Bauplanung einen großen Betrag für die Neugestaltung der Gerontopsychiatrie zur Verfügung stellen wollte (die, gemessen an den damaligen Verhältnissen, dringend notwendig gewesen wäre) und ich darum bat, dieses Projekt nicht zu realisieren. Mir war nämlich damals schon klar, daß eine größere und zentrale Gerontopsychiatrie mit der angestrebten gemeindenahen Psychiatrie nicht vereinbar sein würde.

Jetzt aber wieder zurück zu den Zielen und zur Fortentwicklung der Psychiatrie. Zusammen mit dem Vorsitzenden des Landtagsausschusses für Gesundheit planten wir im Jahre 1987 eine Tagung der Friedrich-Ebert-Stiftung, um ganz allgemein über die psychiatrischen Probleme des Saarlandes nachzudenken. Bei dieser Gelegenheit gründeten wir die „Aktion Psychiatrie Saar“, eine Einrichtung, die sich als ungemein wirksam erwies. Von Anfang an wirkten Vertreter aller Parteien und aller Berufsgruppen mit. In jedem Jahr wurde ihre Hauptveranstaltung von einer anderen Parteienstiftung durchgeführt, also auch von der Konrad-Adenauer-Stiftung und der Friedrich-Naumann-Stiftung. Schon beim ersten Mal entwickelten wir Leitlinien für die künftige Entwicklung, die heute noch nicht überholt sind und die in ihrer einprägsamen Formulierung eigentlich noch klarer sind als die Empfehlungen der Expertenkommission. Ein wesentlicher Mitstreiter bei dieser Veranstaltung und all die Jahre vorher und nachher war Peter Kruckenberg aus Bremen.

Als nach 3 Jahren Vorbereitungs- und Bedenkzeit die Vertreter der Regierung endlich auch öffentlich ihre Bereitschaft bekunden konnten, die Psychiatriereform im Saarland durchzuführen, verteilten wir diese Prinzipien der „Aktion Psychiatrie Saar“ an alle Mitarbeiter der Klinik und richteten gleichzeitig eine Informationsreihe ein, die wir „Fragen an die Zukunft“ nannten. Alle 3–4 Monate luden wir einen renommierten deutschsprachigen Psychiater ein, der sich bereits um die gemeindenahe Psychiatrie verdient gemacht hatte, und stellten uns mit ihm zusammen den Fragen der Mitarbeiter. Leider wurden –

und werden auch weiterhin – die kritischen Fragen meistens nur hinter vorgehaltener Hand vorgebracht, und der Besuch läßt zu wünschen übrig. Eine ansteigende Tendenz ist aber zu bemerken, so daß wir jetzt schon statt anfangs 20 an die 50 Teilnehmer bei dieser Veranstaltung haben.

Ungefähr zur gleichen Zeit erfuhren unsere Pläne 2 entscheidende Unterstützungen, die so nicht absehbar waren. Im Jahre 1987 wurde das saarländische Krankenhausgesetz wirksam, das eine Gliederung in Abteilungen von maximal 100 Betten vorschreibt. Obwohl wir schon Abteilungen hatten, mit denen das Gesetz zu erfüllen gewesen wäre, führten wir aus, daß nur über eine Sektorgliederung entsprechend den saarländischen Kreisen die Abteilungen im Sinne des Gesetzes zu erreichen wären. Dabei schwebte uns schon vor, daß die Abteilungen einmal dorthin kommen sollten, wo sie hingehören, nämlich jeweils in den Sektor selbst. Diese Aussage wurde akzeptiert und hat, wenn auch die Zielvorstellungen noch nicht erreicht sind, doch schon sehr vieles bewegt.

Von weit größerer Bedeutung war aber der Unwille, den wir uns mit unserer defizitären Entwicklung zugezogen hatten. Man entschloß sich, ein Institut zu engagieren, das uns auf Organisation und Wirtschaftlichkeit untersuchen sollte. Hintergedanke zur Zeit des Gutachtenauftrages war ganz eindeutig der Wunsch, die Krankenhausbetten länger belegt zu sehen und den Heimbereich besser auszulasten. So war ich doch Monate zuvor noch gebeten worden, die Patienten nicht schon freitags zu entlassen, sondern über das Wochenende dazubehalten und erst montags die Behandlung abzuschließen und war doch einige Monate vorher eine Anweisung revidiert worden, die sicherstellen sollte, daß sich der Heimbereich nach und nach auflöste.

Nun kam der gutachtliche Prüfer zu Schlüssen, die man nicht erwartet hatte. Für das Heim führte er aus, daß die baulichen, personellen und strukturellen Verhältnisse – auch im Hinblick auf das Geld, das für die Unterbringung bezahlt wurde – so schlecht seien, daß man eine Weiterführung des Heimes nicht vertreten könne. Hier stelle die Auflösung die einzige Alternative dar. Für das Krankenhaus entwickelte er, daß an die 50 Mio. DM notwendig seien, um die bauliche Substanz und die Infrastruktur auf einen zeitgemäßen Nenner zu bringen. Er schlug vor, in einem Mehrstufenplan das Geld besser zu investieren und, statt die Vergangenheit zeitgemäß zu zementieren, im Land eine sektorisierte Versorgung aufzubauen.

Zu gleicher Zeit war der Gutachter für das Merziger Kreiskrankenhaus tätig geworden, das sich in großen wirtschaftlichen Nöten befand und das eine Anerkennung als Schwerpunktkrankenhaus nach dem saarländischen Krankenhausgesetz anstrebte. Zu dieser Einstufung fehlten und fehlen ihm noch 2 Abteilungen, die über die neurologische Abteilung des Landeskrankenhauses und über eine psychiatrische Abteilung für den Kreis Merzig-Wadern sinnvoll beizusteuern gewesen wären.

Alles entwickelte sich dann in diese Richtung, auch mit vielen öffentlichen Verlautbarungen, bis öffentliche Demonstrationen und weniger öffentliche Einflußnahmen alles wieder stoppten, so daß wir uns jetzt in einem Wartezustand befinden, den die Mitarbeiter nicht mehr lange ertragen können.

Ich selbst merke, wie ich im Laufe der Zeit gelassener werde. Ich kenne die Ziele, und ich bin davon überzeugt, daß sie richtig sind. Ich weiß, daß Kompromisse nötig sind, um die Ziele zu erreichen. Ich finde sie auch nicht so schlimm, wenn sie so geartet sind, daß sie die Ziele nicht verhindern. Man wird auch wohl damit leben müssen, daß immer wieder Kompromisse als Schritte auf dem Weg geschlossen werden, Kompromisse, die Millionen kosten, weil noch einmal in etwas investiert wird, dessen Ende bereits vorprogrammiert ist, oder weil man Geld für Zwischenlösungen aufwenden muß. Aber ich habe damals beim Hausbau von meinem Architekten gelernt, daß man zeitweise sogar für die Weiterarbeit auch später notwendige Gräben vorübergehend zuschütten muß, um etwas momentan Wichtigeres, bei dem die Gräben stören würden, fertigzustellen, und daß man sie dann später wieder ausheben muß, um die damals angefangene Teilarbeit zu vollenden und um das Endziel zu erreichen.

Parallel zu unserer Arbeit, die Ziele sichtbar zu machen und möglichst viele Multiplikatoren und Entscheidungsträger darauf zu verpflichten, haben wir versucht, jede Gelegenheit zu nutzen, um Bausteine der Zukunft zu legen und um Organisationsformen zu schaffen, die den Sinn des Zukünftigen plausibel machen. Ich nenne 2 Beispiele: unsere dezentrale Institutionsambulanz und unsere „Sektorklinik".

Zunächst zur dezentralen Institutsambulanz. Wir haben aus dem Nachteil einen Vorteil gemacht. Wir haben nämlich keine Arztstelle für diese Ambulanz erhalten und deshalb erreicht, daß die Dienstleistung in Überstunden erbracht werden kann. Dies wiederum führt dazu, daß viele Kollegen daran teilnehmen können und müssen – und zwar alle, die den Patienten vorher in der stationären Zeit betreut haben. Auch der Sozialarbeiter überdauert die wie auch immer gearteten stationären Phasen bis in die ambulante Betreuung hinein. Das Team der Ambulanz, bestehend aus Psychologe, Psychiatriepfleger und Arzthelferin, hat mehr koordinative Aufgaben und außerdem die Versorgung der bisher nicht geregelten Fälle zu leisten.

Unser Ziel ist, die Mannschaften auf den Stationen so auszustatten, daß sie, in welcher Berufsgruppe auch immer, die Möglichkeit haben, dem Patienten auch nach der stationären oder teilstationären Betreuung zur Verfügung zu stehen.

Einen Vorgriff zu diesem Ziel haben wir bereits mit unserer Sektorklinik geschaffen. Diese hat jetzt noch 70 Betten für den Kreis Merzig-Wadern mit seinen 100000 Einwohnern. Der Kreis ist wiederum in 3 Unterregionen zerlegt, so daß jede der 3 Stationen für 33000 Einwohner zuständig ist. Dabei hat jede einzelne der Stationen das gesamte psychiatrische Spektrum abzudecken, sowohl die mehr medizinischen als auch die chronischen Fälle, sowohl die Versorgung der Drogenabhängigen als auch die Gerontopsychiatrie, sowohl die geschlossene als auch die offene Behandlung usw. Das Stationäre geschieht also für alle Krankheitsgruppen und Behandlungsstadien, die aus der definierten Region stammen, auf dieser einen zugehörigen Station. Nur das Teilstationäre ist aus organisatorischen und historischen Gründen noch zu einer zentralen Tagesklinik zusammengefaßt. Unsere Zielvorstellung wäre aber, daß eines Tages auch die teilstationäre Betreuung dem regionalen Team zugeordnet würde, so daß schließlich alles beieinander wäre: stationäre, teilstationäre und ambulante Behandlung. Schon jetzt haben wir es in einer Region so organisiert, daß der zugehörige Stationsarzt auch das Heim betreut, von dem immer wieder die sog. chronischen Patienten zur Krisenintervention kommen. Diese Aktivität hat sich bis jetzt sehr positiv ausgewirkt, sowohl für unsere Station als auch für das betreute Heim.

Mit dieser neuen Organisationsform der innerhalb des Landeskrankenhauses abgegrenzten Sektorklinik haben wir nun eine Erfahrung von 15 Monaten. Die Bilanz ist überaus positiv, viel besser als wir uns das erträumt hätten. Das Klima auf den Stationen, die nun alle Ruhe- und Unruhegrade und auch alle diagnostischen Gruppen nebeneinander aufweisen, ist im Vergleich zu den klassischen psychiatrischen Stationstypen locker und entspannt. Ich habe immer den Eindruck, als ob ich dort besser atmen könnte. Es ist so, als ob die Mischung des Abnormen schlußendlich ein gewisses Maß von Normalität ergäbe. Das gegenseitige Helfen der Patienten aus den unterschiedlichen diagnostischen Gruppen und Altersstufen wird deutlich gefördert. Was den oder die Betreuer betrifft, so wird der Blick nun viel freier für das individuelle Schicksal, so daß auch wirklich eine individuelle und somit differenzierte Therapie erfolgen kann. Und über allem ist festzuhalten, daß mit diesem Stationstyp die Kontinuität der Beziehung am besten gewährleistet wird. Es gibt keine vorübergehenden Verlegungen mehr wegen der Suizidalität, es gibt keine Abbrüche mehr, weil es dem Patienten nun besser geht.

Auf den 3 Sektorstationen hat sich seit dem 1. Oktober 1990 eine überraschende Entwicklung eingestellt: Nach einem Besuch der Leipziger Universitätspsychiatrie hatte ich den Kollegen von der regelhaft offenen Standardversorgung auch der akuten und schweren Fälle berichtet. Daraufhin machte erst eine Station, danach eine weitere den Versuch, ebenfalls mit offenen Bedingungen auszukommen und die Tür des geschlossenen Anteils nicht mehr zuzusperren. Es ging und es geht über Erwarten gut: Auf der ersten Station mußte man in der Zwischenzeit nur eine Nacht lang, auf der zweiten nur einige Tage lang wieder abschließen. Auf die dritte Station mußte ich am längsten warten. Aber auch sie hat – ganz ohne Anordnung – seit dem 1. Januar 1991 alle Türen geöffnet und nicht wieder schließen müssen.

Die Betreuer, die früher nach dem spezialisierten Modell gearbeitet haben und jetzt in der Sektorklinik eingesetzt sind, wissen die Vorzüge sehr zu schätzen und möchten nicht mehr wechseln. Auch in der übrigen Klinik, die nicht nach dem Sektormodell arbeitet, wird der Ruf lauf, eine entsprechende Umstellung vorzunehmen.

Die Sektorklinik mit ihren 70 Betten hat in keinem einzigen Fall auf den Rest des Landeskrankenhauses zurückgreifen müssen. Es ist uns also in 15 Monaten gelungen, den Beweis zu führen, daß man mit einer so kleinen Einheit durchaus eine Vollversorgung leisten kann und daß auch die speziellen Bedürfnisse dabei nicht zu kurz kommen müssen. Man kann natürlich einem gerontopsychiatrischen Patienten in der Mischstation genausogut eine Krankengymnastik zukommen lassen oder ihn zum Volksliedersingen bringen wie auf einer Spezialstation. Man kann natürlich auf einer Mischstation genausogut Patienten zu einer psychotherapeutischen Gruppe für Abhängigkeitskranke zusammenfassen wie auf einer Spezialstation. Alles ist genauso wirksam möglich wie vorher, in manchem vielleicht etwas schwieriger, weil man sich darum bemühen muß, i. allg. aber doch sehr viel lebendiger und individueller.

Ich habe ihnen jetzt 2 Bausteine der Zukunft vorgestellt, die man ansehen und zu denen man sich eine Meinung bilden kann. Diese Bausteine vor Augen, fällt es den anderen, den Kontrahenten der gemeindepsychiatrischen Versorgung, deutlich schwerer, unsere Pläne als unverantwortliches Utopia zu bezeichnen. Wir haben uns sehr darum bemüht, diese Widerstände, die ja vor allem aus den Fachkreisen kommen – aus der Basis des Landeskrankenhauses, aus den Reihen der niedergelassenen Ärzte und auch von klinisch tätigen Kollegen, die ihr bisheriges Ver- und Entsorgungssystem bedroht sehen – ernstzunehmen und durch Argumente und praktische Beispiele abzuschwächen. Wir haben uns außerdem bemüht, möglichst viel Einfluß auf die Entscheidungsträger und Multiplikatoren zu gewinnen und für unsere Gedankengänge und Zielsetzungen zu werben. Für mich selbst ergaben sich wesentliche Möglichkeiten in dieser Richtung durch die Mitarbeit im Psychiatriebeirat des Landes und durch die Tätigkeit als Landesarzt für Psychiatrie. Von diesen Positionen aus haben wir auch die Gründung von psychosozialen Beiräten für die einzelnen Landkreise angeregt. Eine besondere Unterstützung erfuhr unsere Arbeit, als eine der ersten Forderungen der „Aktion Psychiatrie Saar“ erfüllt wurde, nämlich ein Psychiatriereferent für das Saarland bestellt wurde. Kurze Zeit vorher hatte schon ein pychiatriepolitisch besonders aufgeschlossener Kollege die Leitung der Gesundheitsabteilung im Ministerium übernommen.

Zur Zeit wird durch eine hausinterne Arbeitsgruppe des Ministeriums und durch eine auswärtige Firma der Organisationsberatung die Differenz zwischen dem Ist-Bestand des Saarlandes und den Empfehlungen der Expertenkommission soweit wie möglich ermittelt. Wir hoffen, bis zum Ende des Jahres 1990 einen detaillierten Plan zu haben, wie die Psychiatriereform umgesetzt werden soll. Dabei ist es das erklärte Ziel, zu einer Gemeindepsychiatrie zu kommen, schlußendlich zu einer Vollversorgung für jeden Kreis, wobei die Einwohnerzahlen dieser Kreise zwischen 100000 und 250000 liegen. Es ist sogar möglich und wahrscheinlich, daß für die größeren Kreise noch einmal eine regionale Unterteilung mit jeweiliger Vollversorgung stattfinden wird.

Am Rande ist noch zu erwähnen, daß die neue Ministerin für Gesundheit und Soziales in den letzten Jahren sehr aktiv und eindeutig gemeindepsychiatrisch orientiert im Psychiatriebeirat des Saarlandes mitgearbeitet hat.

Von einer auswärtigen Psychiatriepolitikerin habe ich gehört, daß sie unsere Arbeit zwar als etwas autoritär und napoleonisch empfinde, daß sie damit aber leben könne, da sie in den Zielen übereinstimme. Nun ist das vielleicht, nahe der französischen Grenze, unsere saarländische Art, Politik zu machen. Andererseits haben wir nicht so viel Zeit, abzuwarten, bis der letzte überzeugt ist. Wir müssen die Gunst der Stunde nutzen, um ein System zu überwinden, das vor Jahren und Jahrzehnten zu schlimmen Folgen geführt hat. Ich habe gelernt, daß es nicht populär ist, das Bestehende zu verändern. Ich habe in unserer Grenzregion die Zeitungsartikel mitbekommen, in denen über die Versammlungen der Zöllner berichtet wurde. Ich habe die Überschriften gelesen: „Europa darf nicht auf dem Rücken der Zöllner errichtet werden". Ich habe noch, im Anschluß an die große Demonstation, die Ausführungen eines sonst gebildeten Fraktionsvorsitzenden im Ohr, der mir vorhielt, ich dürfe bei der Psychiatriereform nicht nur an die Patienten denken.

Dabei hatte er offensichtlich an die Patienten gedacht, die wir jetzt behandeln und behalten sollen. Wir denken aber nicht nur an diese Patienten. Wir denken auch an die Patienten der Zukunft, die aus entlegenen Regionen stammen und um deren optimale Versorgung wir uns bemühen. Wir denken aber auch an unsere engere Region, auch an unsere Mitarbeiter und deren Familien, für die wir, wie der Fraktionsvorsitzende meinte, eine Fürsorgepflicht haben. Wieviele Angehörige von Mitarbeitern und Politikern haben wir schon betreut, deren Gruppen sich lokal gegen die Veränderung der Strukturen stellen, und wie oft haben sie uns das positive Erleben des neuen Klimas und des neuen Systems, z.B. in der Sektorklinik, berichtet.

Wir können nicht mehr tun als ehrlich unsere Ziele beim Namen zu nennen, als das Gespräch anzubieten, als Bausteine zu schaffen, die man anschauen kann, als Vorsorge zu treffen, daß den Mitarbeitern keine unzumutbaren Nachteile entstehen – und dann durchzuhalten, egal, was man von uns denkt oder sagt.

Ich will diesen Bericht über 12 Jahre und vor allem über die letzten 5 Jahre mit dem Zitat von Bert Brecht (Legende von der Entstehung des Buches Taoteking auf dem Weg des Laotse in die Emigration. In: Ausgewählte Gedichte. Frankfurt/M. Edition Suhrkamp, 1964) beenden, das sich mir die ganze Zeit über bewährt hat:

„Daß das weiche Wasser in Bewegung mit der Zeit den mächtigen Stein besiegt. Du verstehst, das Harte unterliegt."

Anmerkung bei der Korrektur im September 1994

Dem hier abgedruckten Text liegt ein Vortrag aus dem Jahre 1990 zugrunde. In der Zwischenzeit hat sich die beschriebene Entwicklung weiter durchgesetzt, so daß die Angaben zu den damals gültigen Strukturen und Zahlen heute zum Teil nicht mehr zutreffen. Eine Aktualisierung des Textes hätte zu große Umstellungen verlangt. Auch ist es vielleicht interessant, nach einigen Jahren zu schauen, was aus Ankündigungen, Zielvorstellungen und Planungen geworden ist. Zu diesem Zweck wurden die Abbildungen (fast) auf den neuesten Stand gebracht.

Sachverzeichnis

Ortsverzeichnis

Springer-Verlag und Umwelt

Als internationaler wissenschaftlicher Verlag sind wir uns unserer besonderen Verpflichtung der Umwelt gegenüber bewußt und beziehen umweltorientierte Grundsätze in Unternehmensentscheidungen mit ein.

Von unseren Geschäftspartnern (Druckereien, Papierfabriken, Verpackungsherstellern usw.) verlangen wir, daß sie sowohl beim Herstellungsprozeß selbst als auch beim Einsatz der zur Verwendung kommenden Materialien ökologische Gesichtspunkte berücksichtigen.

Das für dieses Buch verwendete Papier ist aus chlorfrei bzw. chlorarm hergestelltem Zellstoff gefertigt und im pH-Wert neutral.